植萃芳療
研究室

87款 精油詳解 × **7**大 按摩技法 × **57**種 對症配方

強化身心自癒力

石田淳子／著

曹茹蘋／譯

前言

　　我生長在一個眼前有山有海，被大自然所環繞的地方。海邊有樹
齡大約200年的黑松海岸松樹林，山上則有原始森林，初春時會開滿
梅花，初夏時小河邊還有螢火蟲四處飛舞。

　　當時，我將這幅大自然景象視為理所當然，並沒有什麼特別的感
覺。只不過我對氣味相當敏感，在年幼時期感受過海、山、土壤、植
物、昆蟲、不同季節的各種氣味。我想，正是這個能夠感受大自然的
生長環境鍛鍊了我的嗅覺。

　　時光飛逝，踏入社會來到東京工作的我，在1990年代後半初次遇
見了「精油」。相遇的契機，是因為我朋友在家裡使用了薰香燈讓精
油散發香氣。明明身處屋內，那盞薰香燈卻飄散出植物天然的芳香，
不知是因為有香味，抑或是溫暖燈光的關係，我至今依然記得當時心
中油然升起一股懷念之情。不久後，我因為生活過於忙碌導致失眠。
那個時候，我回憶起從前體驗過的薰香燈的香氣，心想芳香療法說不
定會有所幫助，於是便第一次購買了薰衣草精油。使用後深受精油香
氣吸引的我，直覺感應到植物的天然香氣正是我此刻最需要的東西，
於是我的芳療生活便從那一支薰衣草精油展開了。

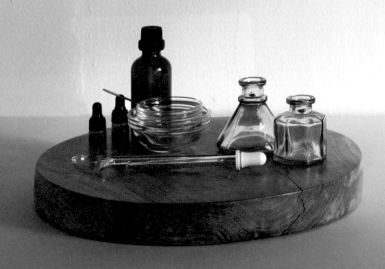

精油是天然的植物。從每一滴珍貴精油的香氣中，能夠感受到該植物本身的強大存在感和能量。香氣會從嗅聞的那一刻起，瞬間掌握住人心。只需使用一滴精油，便會產生該植物和自己是如此貼近、植物與人類是共存在這世界上的強烈感受。

　　芳香療法在日本已經普及超過 30 年，芳香療法也已逐漸成為你我生活中的日常，然而精油還有許多仍不為人知的奇妙世界等著我們去探索。為了讓不論是有無芳療經驗的讀者們都能產生興趣，本書會以淺顯易懂的方式解說芳香療法的歷史和基礎知識、各種精油的檔案、調配方式、芳療用品和按摩、不同症狀的芳療照護，將精油的各種可能性和芳香療法的魅力傳達給各位。倘若這本書能夠幫助各位找到對人生有益的一支精油，那將是我無比的榮幸。

石田淳子

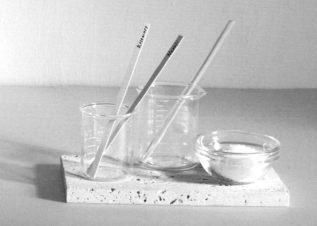

CONTENTS

PART 1
芳香療法的基礎知識

PART 2
精油檔案

PART 3
精油的調配

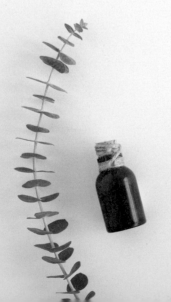

○ 請務必閱讀

芳香療法並非醫療，精油也不是藥物。在理解這一點的前提下，使用精油之前，請務必詳讀產品的使用說明書及注意事項，並且正確使用。

尤其是孕婦、對健康狀況有疑慮者，或是正在醫療機構接受治療的人，使用前請務必先諮詢醫師。

本書所刊載的精油特徵、照護配方、臨床案例，皆是以作者的經驗和研究為根據，目的是為了提升日常生活和健康的品質。由於未必適用於所有人，這一點還請各位見諒。

假使因使用、應用本書內容而直接或間接產生任何問題，本書作者及出版社概不負責。

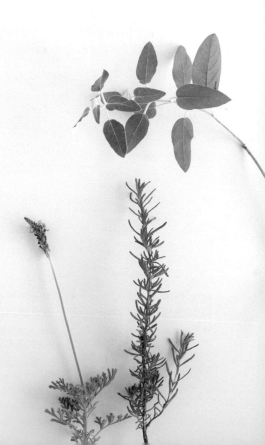

本書使用方式

PART 1
芳香療法的基礎知識

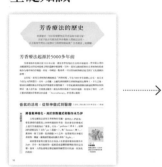

瞭解芳香療法的基礎

從芳香療法的概念和歷史，到精油的萃取方式、挑選方式、使用方法，以及芳香療法的應用，刊載進行芳療者首先必須知道的資訊。

PART 2
精油檔案

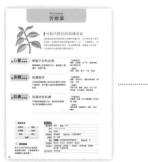

學習精油相關知識

介紹各種精油的特徵、萃取方式、功效、成分等等。精油是依植物科別區分。若想查詢自己手邊的精油資料，請活用精油INDEX（p.46）。

※精油檔案閱讀指南
→p.47

PART 3
精油的調配

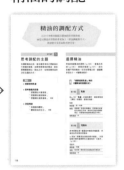

理解調配方式

芳香療法可以透過混合2種以上的精油，獲得香氛或是效能的加乘效果。這個部分會介紹以「香氣」為主的調配方式和調配範例。

PART 4
實踐！芳香療法

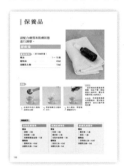

在生活中輕鬆應用精油！

除了卸妝油、沐浴乳等自製芳療用品的作法，還會介紹可以自己進行的芳療按摩方法。請實際應用在日常生活中。

PART 5
不同症狀的照護配方

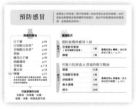

瞭解不同症狀的精油照護配方

介紹各種身體不適的症狀應該使用何種精油配方進行照護。

※不同症狀的照護配方的閱讀與使用方式→p.179

卷末

加深精油和芳香療法的相關知識

像是芳香用品所使用的植物油等基材的說明，以及享受芳香療法之前須知的法律等等，刊載能夠更深入瞭解芳香療法的知識。

芳香療法的
基礎知識

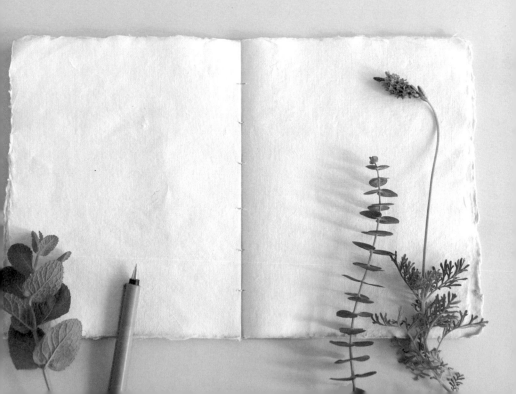

何謂芳香療法？

在平日的生活模式中加入芳香療法，
可望產生各式各樣的效果和助益。
首先就從瞭解何謂芳香療法開始。

利用植物香氣回歸原點的自然療法

「芳香療法」這個詞，是由「aroma（芳香）」和「therapy（療法）」組合而成。這是在20世紀初期，由法國化學家蓋特佛賽（René-Maurice Gattefossé）所創造出來的。

「芳香療法」的最大特徵，就是使用萃取出植物香氣分子（芳香分子）的精油（Essential Oil）。利用精油所具備的各種功效對身心產生作用，是一種能夠舒緩不適、有益美容與健康的植物療法。

「芳香療法」雖然是新的詞彙，但是只要翻開過去的歷史，便能發現人們其實早從古代開始就已親身體驗到芳香植物的力量，並且懂得選擇符合風土條件的植物運用在各個方面。

歷經植物療法的發展，再加上18世紀時對藥物的研究，人類終於在19世紀成功將藥效成分單獨從植物中提煉出來。在此舉和細菌研究的影響之下，抗生物質與治療藥物陸續被開發出來，讓原本為不治之症的結核病等傳染病的治療有了大幅進展。

另一方面，直接利用芳香植物的香氣或植物的療法則是一時衰退。這是因為精油和葡萄酒一樣，香氣與成分會隨產地、場所、採集原料的年分而異。由於精油很難作為藥物和化妝品使用，利用化學反應製成的藥物和合成香料因而抬頭。

可是進入20世紀之後，化學家和醫師們重新認識到精油充滿層次的香氣和合成香料截然不同，並且對精油的治癒效果與有效成分產生關注，於是發表了相關的研究成果。想要回歸芳香療法的原點——使用具有複雜有效成分的優質精油這種想法，不僅造就了現在的Aromatherapy，也使其成為備受矚目的民俗療法。

芳香療法是一種植物療法

活用植物的成分，將人的身心調整至平衡狀態的療法，統稱為「植物療法（Phytotherapy）」。芳香療法也是其中一種。此外，像是藥草療法（Herbs Therapy）、森林浴療法、糙米菜食或藥膳料理等飲食療法，也都包含在植物療法內。

利用植物進行「全方位健康照護」

精油是植物為了保護自己，留下種子繼續繁衍而製造出來的物質（p.20）。植物會配合生長環境製造出適合的精油成分，而該精油成分的功效同樣也為居住在相同地方的人們所需要。舉例來說，生長在乾燥地區的植物可以治癒乾燥肌膚和乾燥的喉嚨。像這樣將作用於植物的精油成分也應用在人身上使其治癒，便是芳香療法的目的之一。另外，精油還有幫助人產生自然治癒力的功效。如果感到疲倦就讓人提振精神、如果感到亢奮就讓人恢復平靜，像這樣改善身心使人回復到原本的最佳狀態。這份出色的調整能力也是精油的一大魅力。

如上所述，芳香療法的特徵是利用精油成分的功效，同時對人的身心等各方面發揮效果。不單單只是治療疾病和身體不適，也包含最根本的心靈、日常生活環境在內，讓療癒範圍廣泛地涵蓋全體，而這樣的想法就稱為「全方位*健康照護」。

精油能夠對人的心靈、身體、肌膚等所有一切發揮功效。

＊全方位…語源為希臘語中代表「全體」的「holos」。不是片斷的，而是必須全方位地觀察事物的整體論概念。

● 芳香療法的全方位功效

對 心靈 HEART 的功效

平穩情緒，讓心靈保持平衡

人在感受到精油的香氣時，便會覺得放鬆、充滿活力，或是產生幸福感。這是因為只要聞到香氣，香氣分子就會對腦部和自律神經發揮作用。在壓力龐大的現代社會裡，精油的香氣對於安定心神有很大的貢獻。

對 身體 BODY 的功效

調整各器官的功能

精油含有的香氣分子具有以下功效：①強化並活化免疫系統、②抑制細菌、真菌（黴菌等）、病毒等增生、③促進血液和淋巴液流動、④促進腸胃消化並予以刺激使其蠕動等等。

對 肌膚 SKIN 的功效

調整膚況，還有美容效果

精油成分有各種有助於護膚的功效。可望軟化肌膚，以及發揮收斂、殺菌、消毒等效果。

芳香療法的歷史

回溯歷史，可以得知植物及其香氣的卓越力量，
其實早從古代便為世界各地的人們廣泛活用。
以下就來學習自古流傳至今的植物療法與「芳香療法」的關聯。

芳香療法起源於5000多年前

芳香植物早在西元前3500年以前，便在世界各地的古文明中被使用。世界最古老的蒸餾器則是在印度河流域文明的遺跡中被發現。另外，從作為精油原料的芳香植物的原產地多為地中海沿岸地區、印度、中國這一點來看，可以得知植物療法也受到了文化發展的影響。

在印度，使用芳香植物的傳統療法「阿育吠陀」早在5000多年前便已存在，而且至今仍為人們所實行。另外，古希臘、古羅馬則曾經將芳香植物運用在醫學上。不久之後，精油的蒸餾技術在中世紀的伊斯蘭世界獲得確立，中世紀歐洲則發展出修道院醫學的植物療法。進入近代後，芳香療法雖然一度在科學的發展下消失於檯面，但是到了現代，人們又重新認識到芳香療法的益處，「Aromatherapy」於是得以擴展。

香氣的活用：從祭神儀式到醫療 【古代】西元前3000年左右～5世紀

○ 古埃及

將香氣神格化，用於宗教儀式和製作木乃伊

古埃及據說是活用芳香植物的先驅。當時的人們認為，香氣濃郁的煙霧是人和神明連結的手段，因此會在宗教儀式上進行焚燒植物的「薰香」行為。「perfume（香水）」這個詞的語源是拉丁文的「per（透過～）」和「fumum（煙）」。薰香時，除了沒藥、乳香樹脂【*1】之外，也常使用以多種芳香植物、蜂蜜、葡萄酒等製成的調合香料「Kyphi」。

相信靈魂會再次重生的古埃及人也曾運用植物來製作木乃伊。其中，和其他植物一起被當成遺體防腐劑使用的是沒藥。後來，人們也發現沒藥這種植物確實具有抗菌、抗氧化的效果。

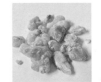

【*1】
乳香樹脂
樹脂呈黃色～乳白色，
顏色愈白則價格愈高。
／作者私物

在醫學、藥學上運用植物。也深入人們的生活

被稱為「醫學之父」的希波克拉底（Hippocrates）建立了與以往依賴咒術的醫療不同，而是以科學作為根據的醫學基礎。在由他的弟子所編纂的學說集《希波克拉底全集》當中，記載了煙燻藥用植物的燻蒸、按摩等植物療法。「植物學之父」同時也是哲學家的泰奧弗拉斯托斯（Theóphrastos），則是在著作《植物誌》中解說了約500種以上的香料植物之用途。

古羅馬時代，身為希臘人的羅馬皇帝軍醫迪奧斯科里德斯（Pedanius Dioscorides），他將大約600種植物的生態、功效及1000種以上的植物藥匯集成《藥物論（De materia Medica）》【＊2】這本書。他因此被譽為「藥草學之父」，其知識也為現代帶來深遠的影響。另外，像是在生活中於公共浴場以香油進行按摩等等，芳香植物也為人們的衛生和美容帶來助益。

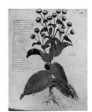

【＊2】
《藥物論 維也納抄本》的複製品
發行之後的幾千年間不斷出現手抄本，被視為藥學的重要文獻。／明治藥科大學明藥資料館所藏

東西交流促使香氣與植物療法進入發展期 【中世紀】9～14世紀

確立蒸餾技術，活用玫瑰精油和蒸餾水

西羅馬帝國瓦解後，繁榮興起的伊斯蘭帝國以古希臘、古羅馬的醫學為根據，結合周邊地區的醫學知識發展出「尤那尼醫學（Unani）」。

他們利用當時興盛的煉金術*製造出金屬材質和玻璃材質的蒸餾器，用來進行玫瑰的蒸餾。著有《醫典》【＊3】一書，在多個學問領域都有很深造詣的醫師伊本・西納（Ibn Sīnā）被視為是確立「水蒸氣蒸餾法」之人，成功萃取出更高品質的玫瑰精油和純露。另外，人們也在同時期發現酒精蒸餾的技術，蒸餾酒因而廣為流傳。

*煉金術：試圖從其他物質中提煉出黃金等金屬的科學技術。

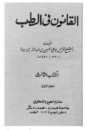

【＊3】
《醫典》
伊本・西納著。上圖為復刻版本。原文書名為《al-Qanun fi'l-tibb》／亞洲、非洲圖書館所藏

修道院成為藥草栽培與植物療法的中心

　　隨著基督教廣為普及，修道院在香草和藥草的活用上扮演了很重要的角色。修道士們會在院內的藥草園栽種香草，然後對人們進行治療。修道士們的僧院醫學不斷發展，之後還創立了醫學院。為德國藥草學奠定基礎的女子修道院長聖赫德嘉（St. Hildegard von Bingen）【＊4】，她統整出關於藥草治癒力等的著作，並初次介紹了薰衣草的功效。她所實踐的自然療法直到現代也還為人所使用。

　　另外，隨著11世紀末的十字軍東征，伊斯蘭的醫學等學問與文化、蒸餾技術也廣泛流傳至歐洲各地，帶給香氣文化相當大的影響。

　　14世紀鼠疫（黑死病）大流行時，人們會在街角煙燻芳香植物和樹脂等，或是在身上配戴香草束及名為「香球（在柳橙等果實中填入丁香等）」的球狀飾品。

【＊4】
聖赫德嘉

12世紀活躍於德國，歷史上第4位女性教會博士。其著作《Physical》被視為是整體醫學的原點，書中記載了230種植物、63種樹木等，總共512項事物的藥理效果、毒性和利用方式。

香從貴族的遊戲發展成為文化

　　「香」是在飛鳥時代，隨著佛教從中國傳入日本。關於香的最古老記述出現在《日本書紀》，描述博學多聞的聖德太子於推古三年（595年），看出漂流至淡路島的香木【＊5】為「沉水＊」的軼事。

　　「香」雖然也有出現在《源氏物語》與《枕草子》中，但是進入平安時代之後，「香」就成為了貴族的遊戲。貴族們喜歡進行在室內薰香的「空薰物」，以及焚香讓衣物、寢具沾染上香氣的「薰衣」等等。此外也會舉辦將香木提煉出來的香原料加以混合，創造出獨特香味的競賽「薰物合」。

　　到了室町時代，遵循固定方式鑑賞香的「香道」則逐漸成為根深蒂固的一種文化。

＊沉水：因堅硬沉重而沉入水中的香木。又稱沉水香木、沉香。

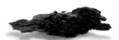

【＊5】
香木

木材部分帶有迷人香氣的樹木，在日本香的觀點中，稱之為伽羅、沉香、白檀。由於會散發出深奧幽玄的香氣，自古便讓人們為之著迷。
／圖片提供：株式會社山田松香木店

植物療法的繁榮與科學造成的衰退 【近世～近代】15～19世紀

植物從全世界聚集到歐洲的大航海時代

文藝復興運動打著讓古希臘、古羅馬文化再生的口號，以義大利為起點，於15～16世紀擴展至歐洲各地。同一時期，火藥、羅盤、活字印刷等則自中國傳入，為歐洲社會的繁榮興盛打下了基礎。

隨著羅盤的出現使得長距離航行成為可能，大航海時代於焉來臨。美洲大陸、非洲大陸等新大陸的發現，讓許多前所未見的新奇辛香料、香料被帶回歐洲【＊6】。另外，印刷技術的抬頭則推動了藥用植物書籍的出版，成為植物療法普及的一大契機。

近代醫學的揭幕

進入16世紀之後，掀起醫學革命的瑞士人帕拉塞爾蘇斯（Paracelsus）【＊7】是一名醫師也是煉金術師，他對植物和礦物的有效成分產生興趣，將化學帶入醫學中，奠定了近代醫學與替代療法的基礎。他把從植物、礦物中萃取出的有效成分稱為「精髓（essence）」。此外，他還認為人類和植物的構造相似，並將植物的外型特徵及功效與人類的身體部位、器官相連結，提出了「藥效形象說」，認為神是藉由植物的外觀和形狀，給予人類有關其作用與功效的提示。

英國進入藥草學的黃金時代

17世紀的英國迎來了藥草學的興盛期，而以約翰‧傑勒德（John Gerard）、約翰‧帕金森（John Parkinson）為首的「Herbalist（植物療法師）」在那個時代相當活躍。當時占星術與醫學的關係密切，身為醫生同時也是占星術學者的尼可拉斯‧寇佩珀（Nicholas Culpeper）寫了一本集結占星術、藥草與精油的書《The English Physician》【＊8】。這時，精油已經成為醫生、植物療法師經常使用的治療藥。

【＊6】
大航海時代的辛香料貿易

可以用來長期保存肉類及作為藥物使用的辛香料因需求增加，在這個時代的價值甚至高於黃金。還有一說認為，為了從原產地的東南亞各國直接取得辛香料，大航海時代於焉誕生。主要交易品項為胡椒、丁香、肉豆蔻、肉桂等，飲食文化與香料文化也隨之有了長足發展。

【＊7】
帕拉塞爾蘇斯

批判僅依賴古代藥草書的古典醫學，以煉金術製藥，反覆進行實驗和研究，自行製造藥物用於治療。另外，他還認為是毒是藥，主要是依其使用量而定。

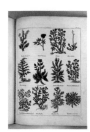

【＊8】
《The English Physician》

尼可拉斯‧寇佩珀著。《CULPEPER'S ENGLISH PHYSICIAN AND COMPLETE HERBAL》為其原文書名／明治藥科大學明藥資料館所藏

13

◎ 歐洲

以精油為原料的香料產業興起

　　此時精油不再只是藥物，也被製造出來作為香料使用。路易14世時代的法國，以花朵、香草的精油作為原料的香水產業十分繁榮興盛。到了17世紀末，義大利理髮師費米尼斯（Giovanni Paolo Feminis）將當時在義大利很受歡迎、名為「神奇之水」的芳香水更名為「科隆之水」【＊9】在德國販售，結果大受好評。

　　18世紀，從十字軍東征帶回來的伊斯蘭士兵的香氣皮手套，在巴黎的上流社會掀起一股流行，香料也因此被帶進皮革產業興盛的南法格拉斯地區。後來皮革產業衰退，唯有香料產業被保留下來，格拉斯於是成為世界知名的香水之都直至今日。

近代化學的發達促使合成香料誕生

　　18世紀中葉，工業革命興起，大量生產的浪潮也湧向了香料產業。到了19世紀，已能夠從藥用植物中分離精製出特定的有效成分，並且掌握了以石油、煤炭等礦物原料人工合成該成分的技術。

【＊9】
科隆之水
眾所周知，這是世界最古老的香水。使用高級酒精和以香檸檬為主的精油製作而成，主要用來享受其迷人的香氣。「科隆之水」的法文為「Eau de Cologne」，也就是「古龍水」一詞的由來，據說連後來占領德國科隆的拿破崙也相當愛用。

「芳香療法」的誕生與普及

【現代】20世紀～現在

◎ 歐洲

重新評價精油的力量，「芳香療法」誕生

　　法國化學家蓋特佛賽（René-Maurice Gattefossé）因為家族經營香料公司，於是自己也投入香水的製造。另外，由於蓋特佛賽也曾獎勵栽培法國薄荷，支援南阿爾卑斯的貧窮薰衣草農家，因此體悟到精油在治療方面的無窮可能性。後來，他使用薰衣草精油治療自己的燒燙傷，並針對精油的藥理效果進行研究，將研究成果陸續出版成冊。1937年，他出版了《Aromathérapie》【＊10】一書，現今以精油施行的療法「芳香療法」一詞於焉誕生。

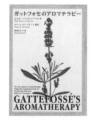

【＊10】
「蓋特佛賽的芳香療法」
《Aromathérapie》一書的譯本。René-Maurice Gattefossé著，Robert Tisserand編著，前田久仁子譯／FRAGRANCE JOURNAL社發行

在法國扎根的醫學芳療

　　法國軍醫尚・瓦涅（Jean Valnet）【＊11】曾在印尼獨立戰爭中使用精油來治療傷患，後來他繼續在自己的醫院進行精油的臨床實驗和研究。1964年，他將這些經驗集結成著作《AROMATHÉRAPIE（植物＝芳香療法）》，為了啟發醫師、藥劑師們對於芳香療法的認知而不遺餘力。直至今日，在法國仍是以「醫藥芳療」為主流，由具備植物療法知識的醫師開立精油處方，並可在藥局購買被視為家庭常備藥的精油當成藥物使用。

【＊11】
尚・瓦涅
著作中也有記載精油卓越的抗菌力。和化學殺菌法不同，由於精油只會對微生物產生效果，因此建議使用精油對抗傳染病。

整體芳香療法的提倡

　　活躍於法國的生化學家瑪格麗特・摩利（Marguerite Maury）和身為外科醫生的丈夫一同研究東西方的民俗療法，加深造詣。不久之後，兩人奠定了「整體芳香療法」【＊12】的基礎，這是以植物油稀釋精油後進行的按摩為主軸，並利用精油平衡身心、對美容和健康發揮效用。她在巴黎、瑞士、英國開設診所，針對精油是如何對神經系統產生作用，進而使精神達到平衡狀態，以及是否具有恢復年輕之功效等進行研究，之後於1961年出版《Le capital 'Jeunesse'（青春的財富）》一書。這本書後來被翻譯成英文，為英國的芳療界帶來莫大影響。

【＊12】
整體芳香療法
在掌握包括人的心靈、身體、精神、靈性、環境等所有一切的前提之下，使用有效精油的方法。並非只是治癒疾病和不適，而是全方位地觀察不適者本身，以提高自然治癒力為目標。

歷經江戶時代的本草學，走向近代的香料產業

　　江戶時代有一門研究藥草、名為本草學的學問，學習西洋學術的蘭學便是從中萌芽而生。在對醫學帶來助益的本草學之中，《阿蘭陀本草和解》是在鎖國的江戶時代，最早的西洋博物學書籍文獻【＊13】。

　　洋甘菊和薰衣草據說是在江戶後期傳入日本。至於最早以萃取精油為目的進行栽培，則是始於明治時期的1890年代，以北海道北見市為主的野薄荷栽培。

　　昭和年間，1937年從法國取得薰衣草種子後，便開始以北海道的富良野地區為主進行栽培。近年來，以野薄荷、青森絲柏木、大葉釣樟等日本特有植物及常見植物製作的「日本精油」備受國內外矚目。

【＊13】
《阿蘭陀本草和解》
本草學者同時也是幕府醫官的野呂元丈奉第八代將軍德川吉宗之命，於寬延3年（1750年）摘譯倫伯特・多多恩斯（Rembert Dodoens）的《草木誌》。

芳香療法的原理

精油成分是如何傳導至我們的身心，
又是如何發揮作用將我們引導往好的方向呢？
以下會詳細解說精油成分的 3 個傳遞路徑。

傳遞路徑 **1**

透過嗅吸從鼻子進入大腦中

轉換成電子訊號，
傳遞至腦部各處

氣味分子的真面目其實是小分子有機化合物（包含碳在內的原子集合），種類據說多達數十萬種。透過原子的組合構成各式各樣的氣味，而一般認為人類的嗅覺可以分辨出大約一萬種。

氣味物質進入鼻子之後，便會附著在鼻腔深處的黏膜，也就是嗅上皮（圖ⓐ）上。位於嗅上皮的嗅細胞前端的嗅纖維（嗅毛）會抓住氣味物質，接著只要和嗅纖維內約400種嗅覺受體的某個相符受體產生連結，氣味情報便會轉換成電子訊號。情報會經由嗅神經來到嗅球（圖ⓑ）經過整合，而從嗅球延伸出去的部分嗅束會抵達杏仁核（圖ⓔ）和海馬迴（圖ⓕ），再從杏仁核抵達下視丘（圖ⓓ）。杏仁核負責掌管喜怒哀樂的情緒和慾望等情感，是會對氣味產生「喜歡或討厭」之感受的部位。下視丘

因為負責控制自律神經系統，以及控制體溫、睡眠、荷爾蒙分泌、免疫功能等的平衡，所以會根據氣味情報對生理機能、免疫產生影響。另外，海馬迴負責掌管記憶，會由氣味喚起「記憶」。

不僅如此，部分嗅束還會延伸至位於顳葉的內嗅皮質（圖ⓖ），情報在這裡經過整合之後，便會傳遞至負責進行思考、判斷、情感控制等高度判斷的額葉（圖ⓒ），氣味於是被「認知」。另外，內嗅皮質和杏仁核、海馬迴、下視丘之間也有緊密相連的路徑，負責處理氣味的情報。透過嗅吸取得的情報便是像這樣傳遞至腦部各處，進而對身心產生作用。

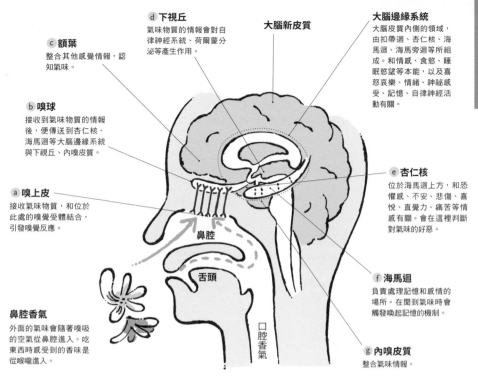

c 額葉
整合其他感覺情報，認知氣味。

d 下視丘
氣味物質的情報會對自律神經系統、荷爾蒙分泌等產生作用。

大腦新皮質

大腦邊緣系統
大腦皮質內側的領域，由扣帶迴、杏仁核、海馬迴、海馬旁迴等所組成。和情感、食慾、睡眠慾望等本能，以及喜怒哀樂、情緒、神祕感受、記憶、自律神經活動有關。

b 嗅球
接收到氣味物質的情報後，便傳送到杏仁核、海馬迴等大腦邊緣系統與下視丘、內嗅皮質。

e 杏仁核
位於海馬迴上方，和恐懼感、不安、悲傷、喜悅、直覺力、痛苦等情感有關。會在這裡判斷對氣味的好惡。

a 嗅上皮
接收氣味物質，和位於此處的嗅覺受體結合，引發嗅覺反應。

鼻腔

舌頭

鼻腔香氣
外面的氣味會隨著嗅吸的空氣從鼻腔進入。吃東西時感受到的香味是從喉嚨進入。

口腔香氣

f 海馬迴
負責處理記憶和感情的場所。在聞到氣味時會觸發喚起記憶的機制。

g 內嗅皮質
整合氣味情報。

不只是從鼻子進入，也能感知口中的氣味

氣味並不是只有從鼻子進入（鼻腔香氣）而已。柑橘類水果、香草、香料等食物的香味中含有精油成分，因此嗅覺也會捕捉到口中飲食的氣味（口腔香氣）。口腔香氣會從口腔內經過喉嚨，抵達鼻腔的嗅上皮，然後傳遞至大腦。口腔香氣之所以會產生，是源於通往肺部的氣管和通往胃的食道在喉嚨交會，這是人類特有的構造。吞嚥食物或飲料時，來自肺部的呼氣會使氣味從喉嚨來到鼻子。我們所感受到的「氣味」不只是憑藉味覺感受到的味道，和口腔香氣也有很大的關聯。

五感中，嗅覺能最快對下視丘產生作用

下視丘負責分泌各種荷爾蒙、調節生命活動，是堪稱身體司令塔的重要部分。除了嗅覺之外，其餘感覺都會先經過視丘再將情報傳遞至下視丘，唯獨嗅覺可以直接傳遞至下視丘。

也就是說，比起用眼睛看見、聽見聲音、觸摸、感受味道，來自口鼻的氣味能夠透過嗅覺早一步抵達下視丘，搶先對身心產生作用。作用快速正是芳香療法的厲害之處，也是其一大特徵。

透過呼吸從鼻子遍布全身

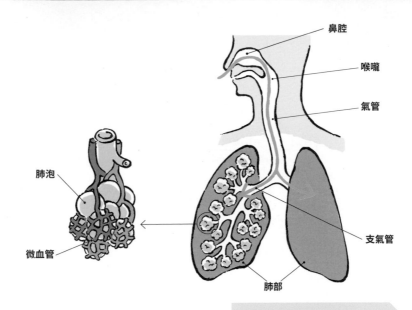

鼻腔

喉嚨

氣管

肺泡

微血管

支氣管

肺部

從鼻腔進入後
通過氣管來到肺部

精油會透過呼吸，從鼻子進入氣管與肺部，然後遍布全身。從鼻腔進入的精油會被鼻黏膜的血管所吸收，之後通過喉嚨、氣管、支氣管，進到肺部。依據不同的精油種類，有助化痰、緩解咳嗽或支氣管發炎之類的效果於是得以顯現。不僅如此，精油還會被肺中包圍肺泡的微血管所吸收，儘管微量卻會順著血液遍布全身，被運送到身體的各個組織器官，並在不久之後化為汗水或尿液排出體外。

精油不可經口攝取。
食用的天然香料
則可為食材提味

精油的成分經過高濃度濃縮，因此刺激性強，飲用的話會有極大的危險性。像是法國、德國等，雖然也有些國家認可在醫師的指導下進行內服的醫療行為，但是此舉在日本並未受到認可。在日本，除了部分精油外，其餘精油都被歸類為非藥物和食品的「雜貨」，面臨品質未受法律管理的問題（譯註：依台灣的法規規定，精油是屬於化妝品類，而化妝品類是不可以標示內服的）。

但如果是被標記為藥物或生藥、收錄在《日本藥典》中的精油就被視為藥物，而依據《食品衛生法》被視為食品添加物的天然香料則可用來為料理增添風味。即便如此也請避免直接飲用，或是使用超出規定的用量。

傳遞路徑 **3**

穿透皮膚後遍布全身

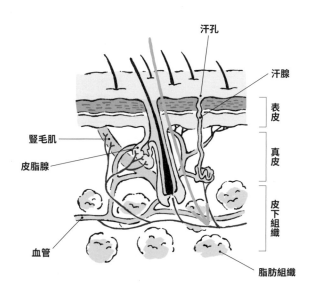

汗孔

汗腺

表皮

真皮

皮下組織

脂肪組織

豎毛肌

皮脂腺

血管

通過表皮，
進入真皮層的血管、淋巴管

　　皮膚中的皮脂膜和表皮的角質層，具有防止異物入侵及來自外界傷害的防禦功能，物質無法滲透。可是因為精油的分子非常小，再加上具親油性，所以能夠溶於皮脂，穿透皮脂膜和角質層。只不過穿透性會隨著身體部位不同而有所差異。例如眼周等皮膚較薄的部位、嘴唇之類的黏膜、皮脂腺或汗腺較多的部位，穿透性就很高，而其他皮膚較厚的部位，穿透性則沒那麼好。

　　精油分子穿透皮膚後，便會來到真皮的微血管和淋巴管，進入血液循環，然後遍布全身。最後化為汗水或尿液排出體外。

塗抹精油原液時
必須小心

　　精油原液一旦直接接觸到肌膚便會迅速滲透，有些種類還可能因為刺激性較強，造成皮膚粗糙或引發強烈過敏反應，必須特別留意。雖然也有在輕微燒燙傷的部位或被蚊蟲叮咬的局部塗抹一滴原液來急救，以及進行精油泡澡（p.36）的使用方式，不過那僅限於單次使用1～2滴高純度和高品質的新精油。如果持續在肌膚上塗抹原液不僅會有危險，效果也會減弱，因此請盡量避免。

何謂精油？

香氣濃郁的精油是進行芳香療法時所不可或缺的。
不過，植物為何能製造出各式各樣的精油呢？
以下就來揭開精油的真面目，瞭解精油具備何種性質。

維持植物生命的必要成分

植物和動物不同，無法自己動起來去尋找營養，也無法逃離威脅。因此為了留下種子及繁榮壯大，它們會自行製造出重要的物質來保護自己，而對該植物來說不可或缺的物質就是精油。

精油是具揮發性的芳香物質。植物只要照射到陽光，精油就會揮發，讓香氣擴散到空氣中。植物會利用這項特性擴散華麗的香氣，藉此吸引授粉所需的鳥兒、昆蟲前來，或是反過來釋放蟲子討厭的氣味和毒，保護自己免於遭到啃食。另外，植物也會釋放出具殺菌、抗菌、抗真菌效果的芳香物質，保護自身不受細菌、病毒等感染。

精油的特有成分帶來的功效

植物於體內製造出來的精油並非只有單一成分。一種精油是由100～好幾百種的芳香分子集結而成。

每一種芳香分子都兼具抗菌、殺菌與驅蟲等各種藥理作用。多種成分複雜交織而構成精油，形成的精油各自擁有獨特的香氣。換句話說，成分的組合差異會使每種精油具備的功效、香氣有所不同。

芳香療法能夠活用每種精油的功效與香氣，為我們的健康、美容與生活帶來幫助。

精油之於植物的功用

1 引誘鳥兒、昆蟲前來，
   幫忙授粉和搬運種子
2 防禦害蟲、捕食者
3 預防細菌、病毒造成的疾病
4 防禦紫外線
5 妨礙其他競爭植物生長
6 植物體內的生理活性
7 防止水分蒸發

化學觀點下的精油成分

精油是包含碳在內的微小原子的集合，也就是有機化合物。其所含有的化學成分的構造等差異，決定了精油的特徵。儘管目前尚未釐清精油的所有化學成分，但是具備了化學方面的知識，則會有助於理解精油的功效（p.218）。

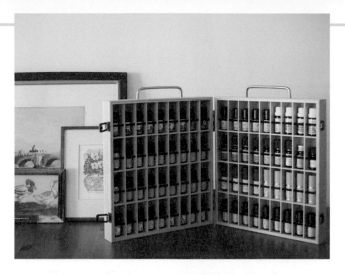

事前應該知道的精油性質

精油共有8項特性，請充分理解後，再正確地活用精油。

1 芳香性

精油是由具芳香性，也就是會散發出各種香氣的分子所構成。依據分子的不同，而會形成清新清爽的香氣，或溫暖甜美的香氣等各具特色的香味。

2 揮發性

液體容易蒸發變成氣體的性質稱之為「揮發性」。由於精油會在空氣中揮發，香氣於是隨之擴散。保存時不可放著不管，務必要加蓋密閉。

3 親油性、脂溶性

容易與油融合在一起的性質稱為親油性，或稱為脂溶性。由於精油具備這項性質，稀釋時要使用親和性佳的植物油。

4 疏水性

精油具有難以溶於水的特性，即使滴入水中混合，還是會浮在水的表面。由於精油可完全溶於酒精，因此混入水中時，必須先將精油與無水酒精混合，再加入水。

5 分子小

構成成分的分子量大小有所不同，而精油的分子量大約在100～230左右，分子量多半較小。分子量小就會具有高揮發性的傾向，一旦分子量在500以下便可穿透皮膚被人體吸收。

6 引火性

揮發的精油成分會和空氣混合，容易使火勢延燒。使用精油燭台時必須避免放在火源旁邊，使用上要格外小心。

7 具藥理作用

在精油多樣化的成分之中，也包含了鎮靜效果等藥理作用，能夠對身心產生作用，帶來生理上的變化。多種成分彼此交織，形成精油的功效和香氣。

8 並非油脂

因為有「油」這個字而讓人容易混淆，但其實精油並非油脂。精油是由多種芳香分子集結而成，和由脂肪酸、甘油構成的油脂成分相異。

21

精油與植物

植物是在哪裡，又是如何製造出精油呢？
還有，令精油的品質、功效產生差異的主因為何？
以下會進一步解開植物與精油的關係。

因光合作用產生的二次代謝物

植物會把陽光當成能量，結合自土壤中吸收的水和自空氣中吸收的二氧化碳，進行光合作用。這時，植物會製造出醣類、蛋白質等成長所不可或缺的養分（一次代謝物），以及緊急時刻用來防禦和生存的物質（二次代謝物）。

芳香物質是二次代謝物之一。而從芳香植物中，僅將芳香物質萃取出來之物就是精油。

栽培與野生的香氣差異

精油是萃取自植物的天然產物，因此精油的品質會隨著作為原料的植物生長環境、栽培方式而有很大的差異。即便在相同環境下栽培相同品種，野生植物仍舊比在田裡栽種的植物來得充滿生命力。

另外，有機栽培植物因為不依賴化學肥料和農藥，在栽培過程中花了許多心思，所以含有豐富的天然營養成分，精油的威力自然也就不同。

萃取部位和萃取方式造成的差異

植物儲存精油的部位包括有果皮、果實、花、葉和莖、樹液（樹脂）、樹幹、根、種子，非常多樣。不同部位可以採集到的精油芳香分子和分量皆不相同，因此精油的種類、香氣、生產量、功效及價格，會隨著萃取部位和萃取方式而改變。

Case1 萃取部位不同

苦橙樹可依據不同部位，分別從果皮萃取出「苦橙」、從枝葉萃取出「苦橙葉」、從花萃取出「橙花」這3種精油。

Case2 萃取方式不同

以水蒸氣蒸餾法萃取大馬士革玫瑰的花，得到的精油稱之為「奧圖玫瑰」。另一方面，以有機溶劑法萃取加入千葉玫瑰的2種花，得到的精油稱之為「玫瑰原精」。兩者的顏色、香氣、成分皆不同。

什麼是化學型？

儘管植物的種類相同，有時候也會隨著收成年分、產地環境、日照條件等因素，使得精油的構成成分產生很大的差異。這樣的差異就稱為「化學型」，雖然同種卻被視為不一樣的精油。

植物各部位的功用與精油的關係

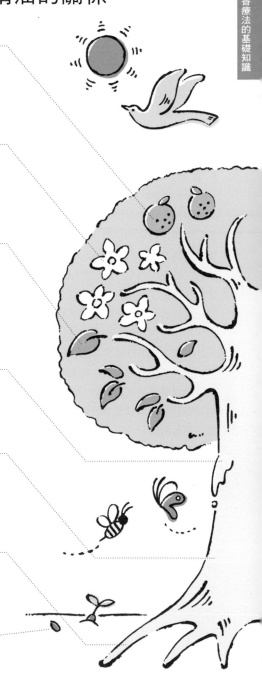

果皮、果實

儲存營養，保護種子生長的部位。為了吸引生物把種子搬運到容易發芽的地方，植物會從果皮釋放香氣。果皮和果實的精油能夠提升消化功能，令心情開朗振奮。

▶ **檸檬**（果皮）、**杜松漿果**（果實）等

花

吸引昆蟲前來促進授粉，並且製造出種子來繁衍後代。花朵精油多半對生殖系統有功效，像是促進荷爾蒙分泌等等，對美容也有效果。亦有催情和提升幸福感的功效。

▶ **玫瑰、茉莉**等

葉、莖

葉子能夠透過光合作用製造養分，並讓水分蒸發來調節溫度，是植物的「呼吸器官」。莖可以運送從根部吸收的水分、養分，以及葉子製造出來的養分，是植物的「血管」。葉子和莖的精油會對呼吸系統、血管方面產生作用，促進循環、調節身心。

▶ **胡椒薄荷、香蜂草**等

樹液（樹脂）

其功用是修補植物的受損部分，製造出相當於人類傷口的結痂。樹液精油能夠治癒皮膚的傷口和心理創傷。

▶ **乳香、沒藥**等

樹幹（木質部）

將根部吸收的水分運送至枝葉，將葉子製造出來的有機物運送至根部。還有長年支撐樹枝，儲存營養不讓植物枯死的功用。樹幹精油可強健、活化身體的中心，加強身心的穩定性。

▶ **雪松、檀香**等

根

從根毛吸收水分、養分，穩固支撐地上植物的部位。根部精油能夠令身心感覺與大地產生連結、徹底平靜下來，並且帶來安定感。

▶ **岩蘭草、穗甘松**等

種子

植物為了繁衍後代而製造出來的部位，可以儲存營養，只要不使其發芽也能加以保存。種子精油多半對生殖系統有功效，可促進消化。

▶ **洋茴香籽、茴香**等

精油與植物的生長環境

植物的生長環境會大大左右精油的品質和香氣，
而生長環境每天都有大幅的變化。
接下來讓我們來關注原料植物的栽培農家所面臨的現況。

原料生產者的努力
會直接影響精油的品質

像是歐洲、美國、亞洲、大洋洲、非洲等等，目前全世界都有生產者在栽培作為精油原料的植物。有些生產者主要是將植物作為精油的原料進行栽培，也有一些生產者是以採收柑橘等果實為主，然後把加工用的果皮當成原料從中萃取出精油，生產的型態五花八門。

例如有機栽培、依循古法的傳統栽培方式等，也有許多生產者是採取費心努力的方式進行栽培。多虧那些生產者在守護生態系的同時，努力栽培出高品質的原料和稀有珍貴的原料，才得以製造出優質的精油。

生產者的勞動條件與其付出的努力不成正比的例子並不少見。為了持續且穩定地生產，有時甚至必須予以生產者支援與協助。尤其是在開發中國家，有些廠商會推動「公平貿易」，藉由和生產者進行公平交易以保障健全的勞動條件，並且積極使用那種原料。

環境問題造成
生長環境改變

近年來，嚴重影響全世界的地球暖化問題令原料植物的生產者感到相當苦惱。假使氣候變遷繼續發展下去，使得各地不斷出現氣候異常現象，原料植物的生態系也會發生巨大的變化。就連在此之前和風土條件契合的植物，如今也發生收成量減少，甚至再也無法採收的狀況。

另外，在非洲和中東地區因人口增加、為了開墾而砍伐森林，以及紛爭等而產生的自然環境破壞，也是無法忽視的嚴重問題。

流通量與收成量之間
產生落差的原因

「精油的消費量大幅地超越生產量」，這樣的矛盾正在真實世界中上演。這是因為市面上有部分偽造生產地，以及添加合成香料或從廉價精油中萃取出來的芳香分子的假貨。其中最具代表性的例子，就是以使用克隆栽培技術生產出來、名為醒目薰衣草的近親植物製成的精油，或是以其他種類的穗花薰衣草精油來取代真正薰衣草的仿冒品。真品和假貨的香氣相似，但實則不然，芳香分子本身也截然不同，因此即使用於芳療也得不到正確的效果。廉價精油有很多都是假貨，購買時請務必確認產地和學名。

精油原產地
面臨絕種危機

　　有生產者持續栽培高品質的原料植物，也有生產者以獲利賺錢為優先而大量砍伐樹木，這便是目前的現狀。而在國際自然保護聯盟（IUCN）所公布的「紅皮書」當中，總共列出了4萬2100種以上的野生動植物現正面臨絕種危機（2022年）。在《瀕臨絕種野生動植物國際貿易公約（CITES）》的規範下，那些瀕危野生動植物的進出口已遭到限制或禁止，各國也自行採取了管制濫捕和出口的措施以保護物種。

　　舉例來說，在全世界需求量大且珍貴的印度檀香過去因為濫砍和盜採，曾經一度瀕臨絕種危機。然而如今，印度政府開始管理砍伐，並將其作為保護林在國有地上進行栽培。另外也訂立只要砍伐就必須種樹的規定。

　　尤其樹從種植到可以採集精油平均需要20～30年，長的話有時甚至需要近100年，因此可以說非常容易瀕臨絕種危機。

為了守護精油的
原料植物

　　想要挑選高品質的精油，瞭解原料植物的生長環境非常重要。野生種很難大量採集精油，有機栽培也無法大規模施作。各位不妨可以上官網查詢，選擇栽培與土地契合的植物，並將剩餘部分用作原料，合理且穩定地進行栽培與萃取的精油廠商吧。

IUCN紅皮書中列出的
原料植物品種例

以下會介紹「IUCN（國際自然保護聯盟）瀕危物種名單™」中，列出的精油原料植物的例子。
※2023年3月底的資料。

［瀕危］
◎ 花梨木
具美肌功效的香木，原產於印度和馬達加斯加等地。由於也是高級家具的材料，因此成為遭到濫砍的代表性樹種。香氣屬於清爽的木質花香調。

［易危］
◎ 印度檀香／
◎ 澳洲檀香
印度生產的白檀，香氣特別優雅迷人，交易價格高昂。為了加以保護，目前已經很難取得，取而代之在市面上流通的是澳洲生產的檀香。

［近危］
◎ 欖香脂樹
原產於菲律賓，和乳香等同為橄欖科的喬木。帶有清爽的樹脂類香氣，具有加深呼吸、保持肌膚健康的功效。

◎ 新喀里多尼亞檀香
取代目前已難以取得的印度產檀香在市面上流通，也被當成佛教香木使用的珍貴樹種。其特徵是香氣近似印度產檀香，味道卻更輕盈一些。

◎ 乳香
主要產地為阿曼和索馬利亞。具有緩解壓力，療癒心理創傷的功效。甜美清新中又帶有成熟的煙燻氣息，屬於極具個性的樹脂類香氣。在古代也受到重用。

引用文獻：IUCN 2022. The IUCN Red List of Threatened Species. Version 2022-2. http://www.iucnredlist.org. Downloaded on 30 March 2023.

精油的萃取方式

精油是如何從植物中萃取出來的呢？
以下會解說5種配合植物特性
開發出來的代表性萃取方式。

依據萃取部位
使用不同方式

原料植物並非整體都能夠萃取出精油。像是花和葉子、果皮和果實、根、種子或樹脂，每種植物含有精油的部位都不相同。舉例來說，玫瑰是從花中萃取，薄荷是從葉片萃取，柑橘類則是從果皮萃取，萃取部位可說是五花八門。另外，相對於原料植物的量，所能萃取出來的精油量（萃取率）也是因植物的種類而異。

進行萃取時，必須選擇適合原料植物的種類或萃取部位，並且能夠穩定採集到精油的方式。假使萃取方式改變，即便是相同的植物，精油的芳香分子也會改變，甚至香氣也會有所不同。

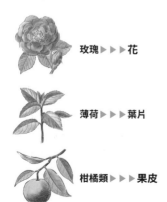

玫瑰 ▶ ▶ ▶ 花

薄荷 ▶ ▶ ▶ 葉片

柑橘類 ▶ ▶ ▶ 果皮

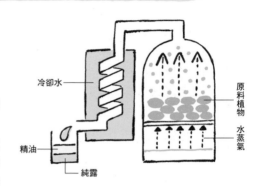

冷卻水
原料植物
精油
水蒸氣
純露

1 水蒸氣蒸餾法

利用精油
難溶於水的性質

此為精油的代表性萃取方式，作法是將原料植物放入蒸餾塔中使其與蒸氣接觸，藉由蒸氣的熱度讓植物的芳香分子揮發出來。只要利用冷卻器讓含有芳香分子的水蒸氣降溫，就會再度變成液體。接著再從分成水和精油的2層狀態下只取出水，如此便能夠萃取出精油。經過分離的水中也有殘留微量的精油成分，可以當成純露（花水）利用。

由於原料會接觸到高溫，因此如果成分會被破壞，或是香氣會產生很大的變化，這類植物就不適合使用水蒸氣蒸餾法。

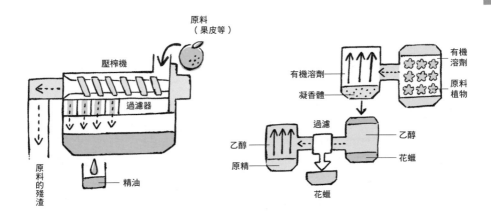

2 壓榨法

利用壓力壓榨
柑橘類的果皮

　　柳橙、葡萄柚等柑橘類含有精油的部位主要為果皮。從前是採取人工壓榨方式，再以海綿收集汁液。現在則改用機械滾輪連同果汁一起壓榨出來，再利用遠心分離法讓水分分離，萃取出芳香分子。

　　由於萃取過程中沒有經過加熱，因此又稱為冷壓法。此法不會破壞芳香分子，能夠採集到香氣、色澤接近天然的精油。只不過這麼做容易使分子產生化學變化，所以缺點是比其他方式萃取出的精油更容易變質。因此，柑橘類的果皮有時也會以水蒸氣蒸餾法進行萃取。

3 揮發性
有機溶劑萃取法

從花等纖細部位
溶於有機溶劑中

　　此法適合用來萃取茉莉、玫瑰這類不耐高溫和水，不適用於水蒸氣蒸餾法的花朵的芳香分子。

　　作法是將原料植物放入石油醚、己烷等具有揮發性的有機溶劑中，讓香氣分子溶解出來。去除植物和溶劑之後，含有名為「凝香體」的蠟質與芳香分子等的塊狀物，就會和芳香分子一起殘留下來。接著加入乙醇分離花蠟和芳香分子，再從芳香分子中去除乙醇，得到的精油稱之為「原精」。只不過仍有可能殘留少量的溶劑，所以有時和精油還是有所區分。利用此法從樹脂中萃取出的精油稱為「香料浸膏」。

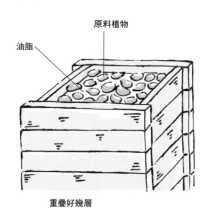

油脂
原料植物
重疊好幾層

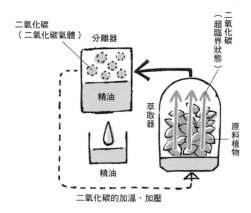

二氧化碳（二氧化碳氣體）
分離器
精油
二氧化碳（超臨界狀態）
萃取器
原料植物
精油
二氧化碳的加溫、加壓

4 脂吸法

從花中萃取的
傳統方式

　　這種萃取方式是利用精油容易與油脂親和的特性。在揮發性有機溶劑出現之前，主要都是以此法從纖細的花朵中萃取出芳香分子。

　　作法是將精製的牛脂或豬脂等固態動物性油脂塗抹在玻璃板上，然後排放上原料植物，使其吸收芳香分子。只要重複更換植物好幾次，吸收高濃度芳香分子的油脂「pomade」就完成了。之後只要混入乙醇將芳香分子溶解出來，再去除掉乙醇就成了「原精」。

　　上述的精油萃取方式稱為冷脂吸法（Enfleurage）。如今也有生產者基於倫理考量，不是使用動物性油脂，而改以荷荷芭油等植物蠟來製作。

5 超臨界流體萃取法

從二氧化碳流體中
萃取的新穎技術

　　二氧化碳經過加溫和加壓之後，就會變成介於氣體和液體中間的「超臨界流體」，只要使其通過放有植物的萃取器，芳香分子就會溶入流體中。當溫度和壓力一恢復原狀，二氧化碳又會變回氣體，只有芳香分子保留下來。

　　由於沒有使用溶劑，因此可以得到高純度的精油，保留植物本身的香氣和成分。只不過這套裝置相當昂貴，而且主要都是用於食品業界，很少會用來萃取精油。順帶一提，若以此法萃取薑，還會得到生薑中所含的刺激物質薑醇，因此會比採用水蒸氣蒸餾法的薑精油更容易刺激黏膜。

精油的稀釋

成分經過濃縮的精油必須先「稀釋」
才能使用在肌膚上。
以下整理出幾項稀釋時需要注意的重點。

稀釋是為了安全使用

精油中含有高濃度的芳香分子，如果直接塗抹於肌膚有可能會產生刺激。因此，精油基本上都需要稀釋使用，而用來稀釋精油的材料稱為「基材」。

稀釋時，管理相對於基材的精油濃度（稀釋濃度）非常重要。基於安全考量，稀釋濃度基本上為1%。請依據使用部位和使用方式斟酌濃度。

稀釋精油的「基材」是什麼？

利用容易與精油的油融合，並且難溶於水的性質加以稀釋。親膚性佳且容易滲透的植物油，就經常被當成按摩油使用。另外，若要使其與水融合，必須先用乙醇或甘油等具親水性的物質稀釋後再進行（p.214）。除此之外，也會配合用途分別使用泥土、乳木果油等各種基材。

稀釋濃度的計算步驟

這是以植物油50ml，將精油濃度稀釋成1%的計算方式。
目的是算出需要幾滴精油。基本上，1滴精油是以0.05ml來計算。

步驟1
算出相對於基材50ml的1%

$$50ml \times 0.01 = 0.5ml$$

步驟2
除以1滴精油的量，
算出滴數
用1滴精油=0.05ml換算

$$0.5ml \div 0.05ml = 10滴$$
（1滴）

步驟3
在基材50ml中
加入10滴精油，
調配出1%的濃度

$$50ml + 10滴 = 1%濃度$$

稀釋濃度的建議值

○0～2歲
精油僅可使用於芳香浴（請務必減少滴數和沐浴時間）。

○3～5歲
使用0.25～0.5%的稀釋濃度。

○6～15歲
使用0.5～1%的稀釋濃度。

○大人（16歲～）
使用0.5～2%的稀釋濃度。

○孕婦、高齡者、疾病療養中或敏感體質者
以0.5～1%為上限，並視情況斟酌使用。

※濃度僅供參考。若感到刺激或覺得香氣過於強烈，則請減少滴數。

29

精油的挑選方式

市面上有許多品名相同的精油。
為了享受芳療並確實獲得效果，
請務必牢記挑選優質精油的基本原則。

在芳療專門店
進行選購

日本國內一般都將精油視為雜貨，能夠在生活雜貨店和網路上輕易購得，不過我還是建議各位到芳療專門店的店鋪選購。如此不僅可以實際試聞香味，還能向知識豐富的店員詢問精油的產品資訊、功效等等，挑選出最適合自己的一支精油。

另外，親自到店內選購也可以當場確認精油的產品標籤。標籤上寫滿了精油的基本資料，務必要仔細加以確認。

如果要從網路上購買，就到芳療專門店所經營的網路商店選購吧。

從聞過的香氣
開始入手

人對於沒有體驗過的氣味和香氣，一開始會感到有些不太適應。因此，建議最好從柑橘等味道熟悉的精油開始，然後慢慢混入不曾聞過的香味。藉著融入新的香味讓大腦逐漸接受，進而喜歡上那種味道。

另外，雖然每個人的情況不同，不過一個人喜歡的香氣多半和年幼時期的飲食體驗，以及與大自然、植物的接觸經歷有關。舉例來說，很多人都不喜歡岩蘭草和廣藿香的味道，但是對從小就親近土壤的人而言，那卻是很容易就能自然接受的香味。

精油標籤的標示範例

精油名稱 — Organic Essential Oil FRANKINCENSE

植物學名 — Boswellia sacra / Distilled from the resin / RELAXING

フランキンセンス
※原液を皮膚、粘膜に直接つけないでください。
飲用しないでください、火気を避け、乳幼児の手の
届かない場所に、立てて保管してください。
㈱ニールズヤード レメディーズ
東京都渋谷区神宮前5-1-17
0120-554-565 イギリス製

COUNTRY OF ORIGIN: Oman — 原產國

NEAL'S YARD REMEDIES
LONDON WC2H 9DP
nealsyardremedies.com

BATCH

LS X2241 0 — 批號

有機認證標章

5ml 0.17 fl.oz.

圖片提供：株式會社 Neal's Yard Remedies

挑選時的確認重點

以下整理出6點挑選精油時需要確認的事項。

Point 1　確認是否為天然精油

想要透過芳香療法獲得效果，必須使用從植物中萃取出來的純天然精油。含有合成香料的產品會以香氛油的名稱進行販售，並非天然的精油。請選擇標籤上有標示為精油，並且原料中不含合成香料的商品。

Point 4　試聞各種不同的香味

精油有各種香氣，若不親自試聞看看就無法想像那是什麼味道。只要多方嘗試，應該就能憑感覺找出自己喜歡的香氣、印象深刻的香氣。另外，即使精油的學名、產地相同，不同牌子的香氣還是可能有所差異。親自試聞才是選出最適合自己的那一支精油的捷徑。

Point 2　透過標籤來確認學名

精油都會有以拉丁文標示的學名。可是，市面上也有許多精油只在產品標籤上標示一般名稱。以薰衣草為例，不只是真正薰衣草，就連穗花薰衣草、醒目薰衣草的一般名稱也同樣都是「薰衣草」。為了正確使用，請選擇有確實標示學名的精油。

Point 5　確認精油價格是否合理

即便精油的學名相同，價格也是有高有低。價格之所以會有落差，除了和原料植物的栽培、收成、萃取技術等造成的品質好壞有關，假貨（p.24右下）也是一個因素。建議最好確認一下相同學名的數種精油的市場價格，以瞭解什麼樣的價位才合理。

Point 3　確認是否以遮光性高的容器保存

精油一旦照射到光線或紫外線，芳香分子就會產生變化，進而逐漸變質。為了保持品質不變，選擇使用具有遮光性，能夠遮蔽光線以保護精油的玻璃容器保存販售的產品非常重要。具遮光性的玻璃容器有褐色、藍色、綠色這3種顏色。

Point 6　確認標籤上面標示的產地

即便精油的學名相同，香氣仍有可能因為產地不一樣而截然不同。只要知道產地，便能得知原料植物是在適宜的土地上被栽培出來，抑或是在嚴苛的環境下努力生長，可以對原料植物的生長環境有更進一步的瞭解。雖然有不少產品並未在標籤上面註明產地，不過若有標示的話，請務必確認一下。

精油的使用方式與注意事項

使用和保管精油時必須特別小心。
為了能夠安全地進行芳療，
以下整理了幾個精油使用的注意事項。

精油要一滴、一滴地使用

精油瓶中有附滴管（中栓），設計成可讓精油從中央的洞一滴、一滴地流出來。

另外，也有些瓶子附有小氣孔。滴落精油時，只要拿著瓶子讓氣孔朝上，接著緩緩地往下傾斜，精油就會一滴、一滴地流出來。這時候請注意不要搖晃瓶身。

精油的黏稠度不一，滴落速度也各不相同。

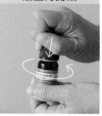

瓶蓋的開法

有些歐洲品牌的精油會在瓶蓋附上安全鎖。如果直接轉動會打不開，必須一邊將瓶蓋往下壓一邊轉動才能開啟。

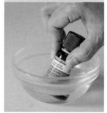

精油凝固時

舉例來說，奧圖玫瑰在13℃以下便會凝固。另外，黏稠度高的沒藥、岩蘭草等也有容易凝固的性質。精油凝固時，要將瓶子泡在裝有溫水的碗中，藉由隔水加熱使其融化。

關於精油的保管

精油十分纖細脆弱。從製造完成的那一刻起，不僅會因為接觸到空氣而氧化，還會因為光線、紫外線、高溫多濕的環境而變質。氧化和變質都容易對皮膚造成刺激。

精油必須裝入適合保存的容器中，並存放於適當的場所。另外，精油也有保存期限（使用期限）。請在半年到1年內使用完畢。

・**保存容器**
使用具有遮光性的玻璃容器。確實緊閉瓶蓋，將瓶身直立擺放不要傾倒。

・**保管場所**
保管於不會直接照射到陽光的陰涼處。另外很重要的一點是，必須擺放在小孩或寵物拿不到的地方以防誤飲。

・**保存期限**
以開封後1年內為限。柑橘類精油的成分容易發生變化，故須以半年為限。

使用精油時的注意事項

為了安全地使用，請留意以下幾點。

● 勿將原液直接大量塗抹於皮膚

有些精油一旦滲透進皮膚，就會引起發炎等刺激或過敏反應。嚴禁直接大量塗抹在皮膚上。

解決方法

若皮膚出現不適，請以大量清水沖洗。

● 避免精油接觸到眼睛

眼睛比皮膚更加脆弱，因此千萬要避免接觸到眼睛。請勿使用碰過精油的手揉眼睛。

解決方法

接觸到眼睛時，請以乾淨的水沖洗。

● 不使用變質的精油

精油一旦氧化變質，芳香分子就會產生變化，顏色深者會變淺，顏色淺者會變深。另外黏稠度也會增加。

● 不連續使用超過 2 星期

過度使用精油也會讓身體習慣，變得很難發揮出原本的效果。請避免單獨使用同種類的精油持續超過 2 星期。若有經過調和則不在此限。

● 遠離火源

精油具引火性，必須遠離廚房等用火場所。使用精油燭台時必須小心。

● 不飲用精油

飲用精油會比塗抹於肌膚對身體造成更大的影響，因此請避免直接飲用。

解決方法

誤飲時請立即至醫院就醫。

● 留意光毒性與致敏性

若將葡萄柚、檸檬等部分精油塗抹在皮膚上，呋喃香豆素類中名為香柑內酯的精油成分會和紫外線起反應，有些會有引起發炎、色素沉澱的「光毒性」，有些則會有引發過敏反應的「致敏性」。

關於其他禁忌→p.217

● 進行貼膚測試

有過敏體質或是肌膚敏感的人，請先進行「貼膚測試」，測試皮膚和精油是否適合。在植物油等基材中加入稀釋濃度1％的精油，塗抹於上手臂內側24～48小時，並觀察情況。當天請避免泡澡和淋浴。假使皮膚發生搔癢或是發炎的狀況，要立刻用水沖洗。

● 以下幾類人須找專家諮詢

由於孕產婦、高齡者、正在療養疾病的人、體質敏感的人有可能會發生一般所不會發生的變化，因此請先找知識豐富的專家諮詢再使用精油。至於嬰幼兒，除了芳香浴以外最好都只使用純露。稀釋濃度也必須特別留意（p.29右下）。

芳香療法的應用

為了在每天的生活中廣泛活用精油，
以下介紹 11 種有益於美容、健康、衛生等各方面的
芳療應用方式。請從容易著手的方法開始嘗試。

1 芳香浴

擴散精油，輕鬆享受香氣

此方法是讓精油在室內的空氣中擴散，享受香氣。這時多半會使用水氧機等專用的擴香儀器，不過其實有更輕鬆簡單的方法。像是將精油滴在化妝棉、手帕上，或是用杯中熱水的蒸氣使其擴散等等，只要有一支精油，就能利用這些方式立即開始享受。

芳香浴的注意事項

● **連續使用：**若一直待在充斥相同香氣的屋內，會變得很難感受到香氣。擴香時，請不時適度地通風換氣。

● **精油的量：**配合房間的大小、精油香氣的濃烈程度酌量使用。

● **還有其他人在場時：**每個人對於香氣的感受力不同。在有許多人聚集的場所使用時，請留意香氣的濃烈程度、精油種類、設置場所等等。

＼ 簡單 No.1 ／

化妝棉或手帕

在化妝棉或是手帕、面紙上滴幾滴精油的方式，是最輕易就能實行的芳香浴。只要擺在書桌附近或臥室的枕頭旁，便可簡單享受香氣。若是放在包包或口袋中，即使外出也能隨時轉換心情。

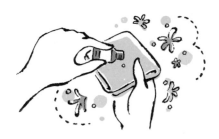

· 使用方式
在面紙、化妝棉、手帕上滴 1～3 滴喜歡的精油，然後擺在附近。若要隨身攜帶，請注意不要讓肌膚直接接觸滴了精油的部分。

＼ 利用熱氣擴散香味 ／

使用馬克杯

只要在裝了熱水的馬克杯中滴入精油，就能利用冒出的熱氣輕易讓香氣擴散。在馬克杯的熱水中，滴入 1～3 滴喜歡的精油。須留意不要誤飲杯中的水。

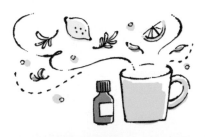

能在更大的空間中擴散

水氧機和薰香燈

使用專用的擴香器具，可以讓香氣廣泛地充斥整個屋內。器具方面包括利用超音波振動使香氣擴散的水氧機、利用燈泡熱度的薰香燈、使用燭火的精油燭台等等。

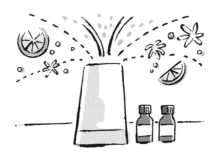

【非加熱式】

○ 水氧機

利用超音波的振動將加了精油的水變成霧狀，然後大範圍地擴散至空間中。不會生熱也不會用到火，使用電力即可擴香，安全方面令人放心。也有不需要加水，而是利用空氣壓力產生振動，將霧化的精油本身噴灑擴散出去的類型。

【加熱式】

○ 薰香燈

在陶罐上方的盤子中裝水，滴入精油，利用燈泡的熱度加熱、擴散香氣。又稱為薰香座。

○ 精油燭台

在陶罐或是耐熱玻璃罐上方的盤中裝水，滴入精油，利用蠟燭的熱度加熱、擴散香氣。蠟燭搖曳的火焰雖然也有療癒效果，不過必須非常小心擺放的位置，並注意用火。由於也有空燒的危險，使用精油燭台時切勿離開。

輕輕一噴就能令空氣清新

香氛噴霧

在噴瓶中裝入精油、可幫助精油溶於水的無水酒精、水，然後朝空中噴灑，如此就能讓香氣擴散至整個空間。使用前別忘了充分搖晃。水最好使用純水，並且選擇具遮光性的噴瓶。

▶ 室內噴霧的配方→ p.162

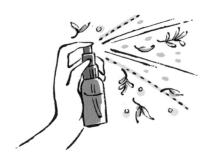

利用精油的天然揮發性

使用擴香石

還有一種方法是將精油滴在素燒或矽藻土等材質的擴香石上。由於精油會自然地緩緩揮發到空氣中，因此可以享受到沉穩的香氣。和其他器具相比，擴香石的香氣擴散力比較弱，更適合在狹小空間或不希望干擾到其他人的環境下使用。顏色深的精油則有可能會讓擴香石染色。

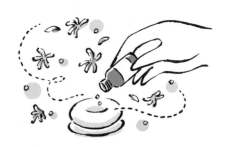

2 泡澡

享受芳香蒸氣的同時 提升泡澡的療癒效果

　　這是在熱水中加入精油，讓全身或部分身體浸泡其中的方式。若想嘗試此法又不想整個人進到浴缸裡，也有手浴和足浴的方法。因熱水蒸氣而擴散的精油香氣、泡澡帶來的促進血液循環和新陳代謝的效果、副交感神經的活絡，這些身心的放鬆效果會互相作用，帶來極大的效果。

　　為了盡可能避免精油的性質對肌膚造成刺激，以及防止熱氣導致精油成分變質，請勿直接將精油滴入熱水中，務必要和基材混合後再使用。也很推薦事先在植物油中混入精油，製作成沐浴鹽（p.156）。

泡澡的注意事項

◉ 在熱水中加入精油時：精油無法溶於水，請先和基材混合後再加入熱水中。之後要充分攪拌熱水。

◉ 對肌膚的刺激：若肌膚感到刺激，請立即用熱水沖洗。

◉ 精油的量：配合個人的身體狀況，若精油的香氣很強烈就酌量調整。

◉ 需要留意的精油種類：柑橘類和辛香料類的精油有可能會刺激皮膚。請減少滴數或避免使用。

全身浴

熱水泡到肩膀的方式。身體也會跟著暖和起來，可望獲得很大的放鬆效果。建議精油量為6～12滴。

半身浴

泡到心窩處對心臟的負擔較少，也因為可以泡得更久而能夠慢慢暖和全身。建議精油量為1～6滴。

手浴法

在臉盆中裝入熱水，讓手腕以下浸泡其中，此為部分浴的一種。可以一邊享受香氣，一邊按摩放鬆手指。也很推薦另外在熱水中放入香草。建議精油量為1～3滴。

足浴法

坐在椅子上，在水桶或大臉盆中裝入熱水，讓腳踝以下浸泡其中。用毛巾包住膝蓋到腳底也很有效。建議精油量為1～3滴。

還有這種使用方式！

1 滴在浴室地板上

　　請盡量把熱水澆淋在浴室角落的地板上，然後直接在那裡滴上精油，這樣就可以讓浴室充滿香氣。非常推薦各位這個簡單的方法。建議精油量為2～3滴。

2 香氛淋浴

　　還有一個更簡便的方法是在淋浴時使用精油。只要在濕漉漉的肌膚上塗抹數滴精油原液，隨即快速沖掉，便能令心情振奮起來。原則上應該避免直接將精油塗抹在肌膚上，不過這個方法是利用精油的疏水性塗抹於濕濕的皮膚上，因此精油會在水上擴散後，才被脂溶性的皮膚所吸收。

　　一開始請先使用幾乎不會對皮膚造成刺激的薰衣草，嘗試在腳背和腳掌上分別塗抹一滴。

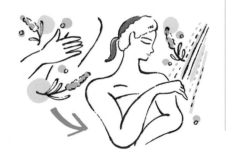

3 嗅吸

從鼻子或嘴巴緩緩嗅吸香氣

做法是一邊大口深呼吸，一邊將揮發的精油香氣和成分緩緩嗅吸。由於是從鼻子或嘴巴嗅吸，因此對於舒緩鼻子或喉嚨不適、預防感冒很有效果。方法分為借用蒸氣的力量吸入的蒸氣嗅吸，以及利用化妝棉或口罩進行的乾式嗅吸這2種。

嗅吸的注意事項

● **對黏膜的刺激**：有些種類的精油含有會刺激黏膜的成分。嗅吸時要閉上眼睛，以避免嗆到。

● **有咳嗽或氣喘時**：含有香氣的蒸氣突然進入有可能會造成刺激、引發咳嗽，因此這時請勿使用嗅吸法。

● **戴口罩時要避免接觸肌膚**：在口罩內使用精油時，最好要避免精油直接接觸到肌膚和口鼻。

● **精油的量**：最好配合個人的身體狀況酌量使用。

4 冷熱敷

將含有精油的毛巾敷在身上

做法是將毛巾浸泡在含有精油的熱水或冷水中，擰乾之後在身上做局部貼敷。分為使用熱水的「熱敷」和使用冷水的「冷敷」，兩者的使用目的不同，請依照個人需求選擇使用。

冷熱敷的注意事項

● **對肌膚的刺激**：若肌膚感到刺激，請斟酌改變貼敷的位置、縮短貼敷的時間，或是停止貼敷。

● **熱水的溫度**：熱敷時為了防止燙傷，請勿使用過燙的水。

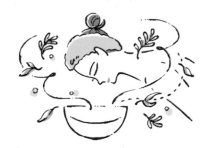

嗅吸熱水的蒸氣

使用臉盆或馬克杯

在臉盆或馬克杯中裝入熱水，滴入1～3滴精油。讓臉靠近冒出的蒸氣，一邊大口深呼吸一邊緩緩嗅吸。

滴入精油後嗅吸

使用化妝棉或面紙

在化妝棉或面紙上滴入1～3滴精油，進行嗅吸。不要直接滴在口罩上，要先滴在面紙上，然後擺上口罩靜置2～3分鐘。如此就能沾染上淡淡的香氣，即使身處人潮中也能備感舒爽。

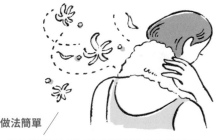

做法簡單

使用毛巾

在臉盆中裝入熱水（或冷水），混入1～3滴精油。放入毛巾浸泡（兩端不要浸泡），之後將沾上精油的那一面往內折，稍微擰乾水分。再次讓沾上精油的那一面在內，敷在身體不適的部位上。

【熱敷與冷敷的應用】

● **熱敷**：可舒緩肩頸僵硬、頭痛、經痛等慢性症狀。亦可促進血液循環。

● **冷敷**：適用於扭傷、撞傷等發炎和腫脹的急性症狀、發燒、想要降溫時。

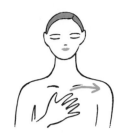

5 塗抹

**混合精油和
植物油，
塗抹於患部**

只需將精油混入植物油中，作法和p.165的按摩油相同。只不過因為是局部使用於患部，稀釋濃度建議為0.5～3％。許多精油都具備舒緩疼痛與腫脹的效果，只要和植物油混合即可直接塗抹於患部，有效緩解症狀。

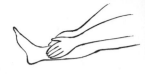

7 按摩
▶ p.164

**精油的香氣與按摩的
加乘效果**

方法是在植物油等油類中加入精油製作成按摩油，接著塗抹於肌膚，對身體進行滑動、輕撫、按壓、揉捏的按摩動作。精油的香氣和按摩效果可促進血液循環，將老廢物質和多餘的體液排出體外，放鬆全身。用手接觸肌膚還有增加舒適感、緩解緊繃情緒、調節自律神經的功效。

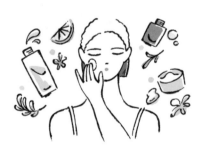

6 保養品
▶ p.150

**利用精油的美容效果
製作手工化妝品**

精油的芳香分子中，有些具備可有效改善肌膚粗糙、乾燥以及抗老化的效果。親自動手使用精油製作，可以做出符合自身狀況的護膚品。有些精油的基材也含有對肌膚有益的成分，可透過加乘效果打造出理想的肌膚狀態。

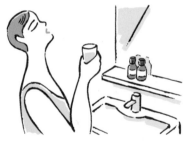

8 口腔保健
▶ p.160

**使用精油製作
自己專屬的漱口水**

市售的漱口水、液體牙膏、潔牙粉中添加了綠薄荷、胡椒薄荷、野薄荷等食品用香料。只要具備專業知識，也能自行使用精油進行口腔保健。精油成分可使口腔維持清潔健康，發揮預防黏膜發炎的效果。

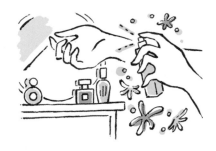

9 香水
▶ p.155

僅以天然成分
散發淡淡馨香

　　市售香水是在天然香料中添加合成香料，讓並非純粹出自天然香料的香氣表現、成分能夠保持穩定。如果是手工製作，就能做出純天然成分的香水。手工香水的香氣強度和持久度雖然不如市售香水，但仍可透過調整精油的種類和濃度拉長持香時間。另外香水和精油不同，可直接噴灑在肌膚上。

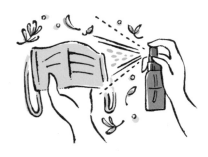

11 衛生保健
▶ p.161

阻擋病毒、細菌
入侵體內

　　病毒和細菌會從口鼻入侵體內。因此，各位不妨利用具殺菌、抗病毒與消毒功效的精油，製作容易無意識觸摸口鼻的手部消毒噴霧，以及口罩的抗菌噴霧等等。

10 居家清潔
▶ p.162

清爽的香氣
可用於打掃和除臭

　　精油具備的抗菌作用、溶解油脂的作用等，也能運用在清潔居家環境上。像是將胡椒薄荷、茶樹這類香氣清爽的精油，加入擦拭清潔所使用的噴霧中，或是用面紙沾取精油後，擺在鞋櫃、垃圾桶等在意氣味的地方，發揮除臭、抗菌的效果。

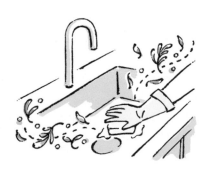

芳香療法與飲食

味覺深受嗅覺的影響

一般人常以為感受味道靠的是舌頭（味覺），不過意外的是，有很大一部分其實要靠嗅覺。一如之前在芳香療法的原理（p.17）中說明過的，氣味分成從鼻子進入的氣味（鼻腔香氣＝鼻前嗅覺）和口中飲食的氣味（口腔香氣＝鼻後嗅覺），但是味道和香氣的感知比率究竟是如何呢？

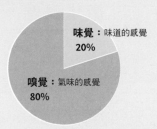

味覺：味道的感覺
20%

嗅覺：氣味的感覺
80%

由圖可知，透過嗅覺感受味道的比率高達80%，因此一旦出現嗅覺障礙就會感受不到味道。

然而事實上，全世界同時擁有鼻腔香氣和口腔香氣的，就只有氣管和食道相通的人類。動物因為氣管和食道並不相通，沒辦法感到口腔香氣（鼻後嗅覺）。所以，世界上唯有人類擁有「風味」、「美味」的感覺。

以咖啡和葡萄酒為例，人是先透過鼻子感受到香氣，之後才在含入口中吞嚥時，從通過喉嚨和鼻子的香氣感受到「風味和美味」。

有些食用精油
也能夠增添風味

目前在日本流通的精油，幾乎都被歸類為非藥物、化妝品與食用品的「雜品（雜貨）」。另外也有被標記為藥物或生藥、符合《日本藥典》規範的薄荷油（野薄荷精油），以及被認可為食品香料（食品添加物）的精油。柳橙、檸檬、葡萄柚等被開發作為食用，並獲准作為食品添加物的精油，可以當成食品香料添加在料理和點心中。食用精油可增添天然香氣，讓食物的風味與美味程度更上一層樓。

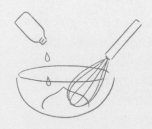

2

精油檔案

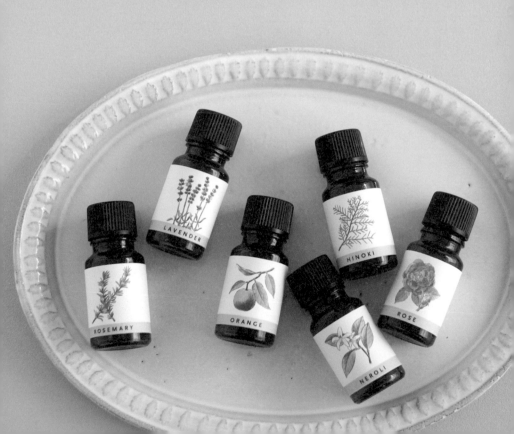

科別的特徵

「科別」是將精油的原料植物加以分類的一種區分方式。
隸屬相同科別的植物精油有著相似特徵。
首先就來瞭解各科別的特徵。

芸香科

▶ p.48 ～ 57

多為生長於溫帶～熱帶的樹木，和其他樹木類精油十分契合。花和葉子多半帶有香氣，果實具有酸味和刺激性，果皮則富含芳香分子。精油具有讓情緒變得開朗樂觀、穩定的效果。尤其對消化系統有所助益。

精油： 柳橙、苦橙葉、橙花、橘子、香檸檬、葡萄柚、檸檬、萊姆、香橙

菊科

▶ p.76 ～ 79

廣泛分布於全世界，其數量據說多達3000種。多為草本植物，主要是從花中萃取出芳香分子，香氣屬於花朵類和藥草類。具有療癒、平靜安撫的功效。對菊科過敏的人請避免使用。

精油： 德國洋甘菊、羅馬洋甘菊、西洋蓍草、永久花

唇形科

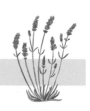

▶ p.58 ～ 75

自古便被運用在醫療上，是芳香療法中最受重用的科別。喜歡地中海型氣候、日照充足的乾燥土地，適應力強且繁殖力高為其一大特徵。葉和花中富含的芳香分子可提升自然治癒力。

精油： 薰衣草、穗花薰衣草、醒目薰衣草、胡椒薄荷、綠薄荷、檸檬薄荷、野薄荷、香蜂草、羅勒、甜馬鬱蘭、西班牙馬鬱蘭、百里香、鼠尾草、西班牙鼠尾草、快樂鼠尾草、迷迭香、高地牛膝草、廣藿香

禾本科

▶ p.80 ～ 83

這類植物的種類繁多，適應力很強。生長在全世界各式各樣的環境中，特徵是在構成草原的植物中占有很大的比例。對人類和草食性動物而言是重要的糧食。精油具有殺蟲、殺菌功效。禾本科的精油香氣各不相同。

精油： 香茅、檸檬香茅、玫瑰草、岩蘭草

※精油的範例是以本書介紹的精油為主。

桃金孃科

▶ p.84 ～ 91

主要分布於東南亞到澳洲、南美等熱帶與亞熱帶的樹木。精油具有很強的消毒、強身健體功效，對於許多傳染病（尤其是呼吸系統方面）都能發揮效果。特徵是多半帶有藥的氣味。

精油：白千層、香桃木、丁香、茶樹、尤加利、綠花白千層、麥蘆卡

胡椒科

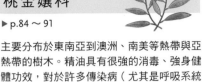

▶ p.100

被廣泛運用作為辛香料和藥的植物。分布在熱帶到亞熱帶，多為草本和小灌木，另外也包含藤蔓植物在內。胡椒科最具代表性的黑胡椒精油，具有很強的止痛和祛寒效果。

精油：黑胡椒

繖形科

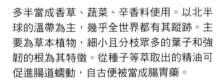

▶ p.92 ～ 97

多半當成香草、蔬菜、辛香料使用。以北半球的溫帶為主，幾乎全世界都有其蹤跡。主要為草本植物，細小且分枝眾多的葉子和強韌的根為其特徵。從種子等萃取出的精油可促進腸道蠕動，自古便被當成腸胃藥。

精油：洋茴香籽、歐白芷、白松香、胡蘿蔔籽、芫荽、茴香

馬鞭草科

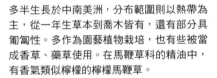

▶ p.101

多半生長於中南美洲，分布範圍則以熱帶為主，從一年生草本到喬木皆有，還有部分具匍匐性。多作為園藝植物栽培，也有些被當成香草、藥草使用。在馬鞭草科的精油中，有香氣類似檸檬的檸檬馬鞭草。

精油：檸檬馬鞭草

薑科

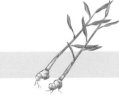

▶ p.98 ～ 99

分布於東南亞和熱帶地區。多為帶有香氣的草本植物，有地下莖，是日常生活中十分常見的辛香料和藥用植物。精油的氣味辛辣，具有很強的祛寒活化功效，以及促進消化的作用。

精油：小荳蔻、薑

橄欖科

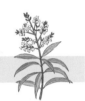

▶ p.102 ～ 104

生長於熱帶沙漠地帶的樹木。氣味香甜的樹脂會從樹皮的裂縫中滲出，可以保護身體不受疾病侵害。精油具有很強的防腐、消毒效果，可以有效治癒肌膚，另外也能積極對神經系統、呼吸系統發揮作用。帶有樹脂類的氣味。

精油：欖香脂、乳香、沒藥

松科

▶ p.105～111

主要分布於北半球的針葉樹。大多為常綠植物，因冬天也能長出綠葉而成為生命力的象徵。從枝葉取得的精油對於呼吸系統，尤其是肺部特別有效，另外對於支氣管炎、肌肉痠痛、風溼病等也有效果。清爽的針葉氣味也可望發揮森林浴的效果。

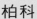

精油：雪松、松樹、冷杉、道格拉斯冷杉、雲杉、落葉松

番荔枝科

▶ p.122

分布於全世界的熱帶～亞熱帶的植物。其中原產於東南亞的「依蘭樹」是為人熟知的香料和觀賞用植物，另外從「依蘭樹」的花朵中取得的精油「依蘭」，也常被用於香水的香料和芳香療法。

精油：依蘭

柏科

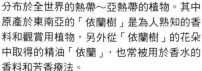

▶ p.112～115

廣泛分布於北半球、南半球，為喬木或灌木的常綠針葉樹。精油帶有針葉樹特有的清爽香氣，特徵是具利尿和收斂作用。和松科一樣，可望發揮森林浴的效果，對於呼吸系統問題也能發揮作用。

精油：杜松、絲柏、羅漢柏、扁柏

牻牛兒苗科

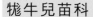

▶ p.123

廣泛分布於全世界大陸的溫帶到高山地帶。幾乎多為草本植物，另外也有部分為灌木。當中能夠取得精油的代表性植物為天竺葵屬（Pelargonium屬）的天竺葵，葉片帶有香氣，也是常見的園藝植物。

精油：天竺葵

樟科

▶ p.116～121

多半分布於溫帶南部和熱帶，尤其是亞洲和地中海沿岸，為常綠喬木或是灌木。大多帶有香氣，有些也會被用來作為辛香料和防蟲劑。精油有抗菌、殺菌、抗病毒功效。

精油：樟樹、桉油樟、羅文莎葉、芳樟葉、肉桂、月桂、花梨木、山雞椒、烏樟

薔薇科

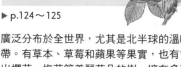

▶ p.124～125

廣泛分布於全世界，尤其是北半球的溫暖地帶。有草本、草莓和蘋果等果實，也有會開出櫻花、梅花等美麗花朵的樹。擁有多種功效的玫瑰精油屬於此科，另外杏仁油、玫瑰果油等用途廣泛的植物油也包含在內。

精油：玫瑰

木樨科

▶ p.126～128

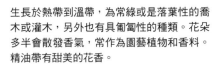

生長於熱帶到溫帶，為常綠或是落葉性的喬木或灌木，另外也有具匍匐性的種類。花朵多半會散發香氣，常作為園藝植物和香料。精油帶有甜美的花香。

精油：茉莉、小花茉莉、桂花

安息香科

▶ p.131

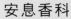

分布於北半球的溫帶、亞熱帶的樹木。能夠取得精油的代表性植物──安息香樹屬於喬木，分布於亞洲的熱帶地區，從枝頭垂下的白花和硬殼果實為其特徵。可以從樹的樹脂中萃取出芳香分子。

精油：安息香

豆科

▶ p.128～129

適應地球上的各種環境，並加以分化的植物群之一。廣泛分布於全世界。過去主要為原住民利用和作為香料的原料等，近年來也經常用於芳香療法。

精油：古巴香脂、零陵香豆、銀合歡

蘭科

▶ p.132

廣泛分布於全世界。特徵是會開出美麗的花朵，觀賞價值多半很高，持續受到栽培和進行品種改良。其中香草是唯一非觀賞用的蘭科植物，將種子、豆莢晾乾並發酵之後可以萃取出精油。香草精油的特徵是帶有香甜的氣味。

精油：香草

檀香科

▶ p.130

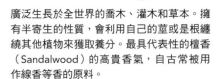

廣泛生長於全世界的喬木、灌木和草本。擁有半寄生的性質，會利用自己的莖或是根纏繞其他植物來獲取養分。最具代表性的檀香（Sandalwood）的高貴香氣，自古常被用作線香等香的原料。

精油：檀香

敗醬科

▶ p.132

分布於北半球的溫帶和南美的安地斯山脈周邊，有草本和木本植物。萃取出來的精油有穗甘松和纈草，兩者為近親種，香氣也很類似。穗甘松帶有甜甜的土壤氣味。

精油：穗甘松

精油 INDEX

精油檔案閱讀指南

以下會根據原料植物的科別進行分類，並按照其用途多寡依序排列，
一共介紹87種精油。各檔案統整的資料如下。

精油名稱
於下方括弧內記載種類名稱。種類除了化學型 (p.22) 之外，也有可能因原料植物、萃取方式不同而造成差異。

原料植物與精油的知識、雜學

對心靈、身體、肌膚的功效
將精油的功效分成「心靈」、「身體」、「肌膚」三方面進行解說，記載代表性的效果和適用情況。效果的詳細說明請參考 p.220。適用情況是指使用精油的具體症狀和狀態。

精油的建議用法
有色底的項目為建議用法。僅限按摩身體的精油會標註「按摩（BODY）」。

調配精油時的建議

DATA

❶ 原料植物的科名
❷ 原料植物的名稱
❸ 原料植物的種類
植物大致分為木（＝木本）和草（＝草本），木本是能夠生存好幾十年且會逐年茁壯的植物，草本則會在幾年內枯萎。高度3m以下的木本稱為灌木。

❹ 原料植物的學名與念法
學名是全世界共通的學術名稱，屬名和種名是以拉丁文表示。念法方面，基本上「*c*」是發音k，「*j*」是發音y，「*r*」和「*rh*」是發音l，「*t*」和「*th*」是發音t，「*v*」是發音u，「*mb*」、「*mp*」的「*m*」和「*mm*」是發音n，「*nn*」是鼻音，「*ff*」和「*rr*」以外的重疊子音為促音。只不過如果該學名是源於專有名詞，則會以該專有名詞的發音表示。
例）*Jasminum sambac* 的「ja」不是發「ya」而是「dʒæ」。

❺ 萃取精油的部位
❻ 精油的萃取方式（p.26）
❼ 精油的揮發度（p.134）
❽ 香氣的特徵
解說調配建議中的花朵類、柑橘類等的香氣系統（p.136），以及該香氣的特徵。

❾ 香氣強度
❿ 原料植物的主要產地
⓫ 精油的主要成分（p.218）
⓬ 精油的使用注意事項

精油的英文名稱

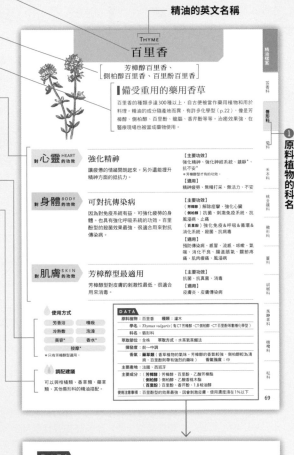

THYME
百里香
[芳樟醇百里香、側柏醇百里香、百里酚百里香]

▌備受重用的藥用香草
百里香的種類多達300種以上，自古便被當作藥用植物和用於料理。精油的成分隨產地而異，有許多化學型（p.22），像是芳樟醇、側柏醇、百里酚、龍腦、香芹酚等等。治療效果強，在醫療現場也被當成藥物使用。

對**心靈**的功效 HEART	**強化精神**	【主要功效】強化精神、強化神經系統、鎮靜＊、抗不安＊　＊芳樟醇型才有的功效 【適用】精神疲勞、無精打采、無活力、不安
	讓疲憊的情緒振奮起來。另外還能提升精神方面的抵抗力。	

對**身體**的功效 BODY	**可對抗傳染病**	【主要功效】（芳樟醇）解除痙攣、強化心臟（側柏醇）抗菌、刺激免疫系統、抗風濕病、止痛（百里酚）強化免疫＆呼吸＆循環＆消化系統、殺菌、抗病毒 【適用】預防傳染病、感冒、流感、咳嗽、氣喘、消化不良、腸道脹氣、關節疼痛、肌肉痠痛、風濕病
	因為對免疫系統有益，可強化疲勞的身體，也具有強化呼吸系統的功效。百里酚型的殺菌效果最強，很適合用來對抗傳染病。	

對**肌膚**的功效 SKIN	**芳樟醇型最適用**	【主要功效】抗菌、抗真菌、消毒 【適用】皮膚炎、皮膚傳染病
	芳樟醇型對皮膚的刺激性最低，很適合用來消毒。	

▌使用方式
芳香浴　嗅吸
冷熱敷　泡澡
美容＊　香水＊
按摩＊
＊只有芳樟醇型適用。

▌調配建議
可以與柑橘類、香草類、藥草類、其他香形科的精油搭配。

DATA
原料植物：百里香　種類：灌木
學名：*Thymus vulgaris*（有CT芳樟醇、CT側柏醇、CT百里酚等數種化學型）
科名：唇形科
萃取部位：全株　萃取方式：水蒸氣蒸餾法
揮發度：前～中調
香氣：藥草類（香草植物的氣味。芳樟醇的香氣較強，側柏醇較為清爽，百里酚則帶有強烈的藥味）　香氣強度：中
主要產地：法國、西班牙
主要成分：（芳樟醇）芳樟醇、百里酚、乙酸芳樟酯（側柏醇）側柏醇、乙酸香桃木酯（百里酚）百里酚、香芹酚、1.8桉油醇
使用注意事項：百里酚型的效果最強，因會刺激皮膚，使用濃度須在1%以下

69

❶ 原料植物的科名

DATA

❷	原料植物：百里香	種類：灌木 ❸
❹	學名：*Thymus vulgaris*（有CT芳樟醇、CT側柏醇、CT百里酚等數種化學型）	
❶	科名：唇形科	
❺	萃取部位：全株　萃取方式：水蒸氣蒸餾法 ❻	
❼	揮發度：前～中調	
❽	香氣：藥草類（香草植物的氣味。芳樟醇的香氣較強，側柏醇較為清爽，百里酚則帶有強烈的藥味）　香氣強度：中 ❾	
❿	主要產地：法國、西班牙	
⓫	主要成分：（芳樟醇）芳樟醇、百里酚、乙酸芳樟酯（側柏醇）側柏醇、乙酸香桃木酯（百里酚）百里酚、香芹酚、1.8桉油醇	
⓬	使用注意事項：百里酚型的效果最強，因會刺激皮膚，使用濃度須在1%以下	

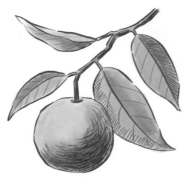

插圖為甜橙

Orange
柳橙

[甜橙、血橙、苦橙]

▊深受全世界喜愛的香甜氣味

柳橙是柚子和橘子的交配種。原產於印度和中國，為樹高5～10m的樹木植物。苦橙是在11世紀、甜橙是在16世紀被帶入歐洲，後來才又傳到美洲大陸。血橙則是在18世紀左右，開始於地中海地區栽種。

芳療世界中最為人熟悉的是甜橙，其香氣非常甜美，是最容易使用的精油之一。血橙的甜美香氣中帶著些許澀味，因為比甜橙更富有活力，很適合在想要提振精神時使用。苦橙則是甜中帶有苦澀的成熟香氣，推薦給不喜歡甜橙這類帶有甜美氣味的人。

對 **心靈** HEART 的功效

提升自我肯定感

能夠令人心情開朗，產生積極正面的心態。因為也具有放鬆效果，可以緩解緊張、不安造成的壓力。有助眠效果，亦有助於改善失眠問題。

【主要功效】
提振情緒、鎮靜、抗憂鬱、抗不安、強化神經系統

【適用】
緊張、失眠、抑鬱、不安、壓力

對 **身體** BODY 的功效

改善腸胃功能

食慾不振或有火燒心、胃脹氣等問題想要促進消化時，能夠發揮健胃整腸的功效。也能改善便祕、腹瀉、脹氣之類的消化系統不適症狀。另外還能夠暖和身體、促進血液循環，使淋巴流動順暢。

【主要功效】
增進食慾、健胃、促進消化、強肝、促進膽汁分泌、驅風、緩瀉、暖身、刺激淋巴系統、止痛、抗發炎

【適用】
食慾不振、消化不良、腸道脹氣、便祕、腹瀉、怕冷、水腫、肌肉疲勞

對 **肌膚** SKIN 的功效

淨化並緊實皮膚

促使皮膚代謝老廢物質，達到淨化的效果。由於可緊實皮膚，推薦給油性肌膚且在意毛孔問題的人使用。

【主要功效】
刺激淋巴系統、收斂、抗菌、消毒

【適用】
暗沉、鬆弛、油性肌膚

精油檔案

芸香科

唇形科

菊科

禾本科

桃金孃科

繖形科

薑科

胡椒科

馬鞭草科

橄欖科

松科

COLUMN
1

可從不同部位取得3種精油

柳橙樹在生長過程中，可以從枝葉取得苦橙葉、從花朵取得橙花、從果皮取得柳橙這3種精油。只要混入能夠感受到陽光與柳橙能量的這3種精油，便可從中獲得強大的力量。

COLUMN
2

在中國以「陳皮」之名為人所熟悉

中國古代也有栽種柳橙作為藥用植物來使用。經過乾燥的外皮為漢方生藥中的「陳皮」，歷史相當悠久，除了能止咳化痰之外，也是治療腸胃不適的藥材。

使用方式

芳香浴	嗅吸
冷熱敷	泡澡
美容	香水
按摩	

調配建議

幾乎可和所有精油互相搭配，能夠順利調和，創造出甜蜜美好的香氣。

DATA

原料植物：甜橙、血橙、苦橙 種類：木本	
學名：	（甜橙）*Citrus sinensis* （血橙）*Citrus sinensis* （苦橙）*Citrus aurantium*
科名：芸香科	
萃取部位：果皮　萃取方式：壓榨法（冷壓法）	
揮發度：前調	
香氣：**柑橘類**（甜美清新的柳橙香氣。甜橙較為甘甜，血橙的明亮感會讓人聯想到太陽，苦橙則散發出甜中帶苦的成熟感） 香氣強度：弱	
主要產地：義大利、美國、巴西、西西里島	
主要成分：d-檸檬烯、β-月桂烯、α-蒎烯、芳樟醇、乙酸芳樟酯＊、乙酸香葉酯＊、橙花醇＊、香柑內酯＊ ＊苦橙含有的微量成分。	
使用注意事項：・因富含d-檸檬烯而容易氧化，須留意保管和使用期限 ・由於血橙具輕微的光毒性，使用濃度須在2%以下 ・由於苦橙具光毒性，使用濃度須在1.25%以下	

PETITGRAIN
苦橙葉

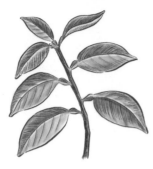

▋可取代橙花的柑橘香氣

這款精油是從苦橙的葉片和嫩枝蒸餾出來，自古便為香水業界所使用。常被用來偽裝成昂貴的橙花（p.51），不過實際上，其效果也確實能夠取代橙花。具有調理肌膚、療癒身心的效果，在芳香療法中是相當活躍的精油之一。

對 心靈 HEART 的功效

療癒不安和沮喪

療癒精神上的疲勞與不安。能夠使心情穩定，恢復平衡。

【主要功效】
鎮靜、抗憂鬱、抗不安、提振情緒、強化神經系統
【適用】
失眠、抑鬱、壓力、不安、緊張

對 身體 BODY 的功效

照護腸胃

可改善因精神壓力造成的各種消化器官不適症狀。對於壓力造成的肩頸僵硬也有效。

【主要功效】
健胃、促進消化、調節自律神經、降血壓、止痛
【適用】
食慾不振、便祕、腹瀉、消化不良、高血壓、肌肉痠痛、肩頸僵硬

對 肌膚 SKIN 的功效

保養油性肌膚

可抑制皮脂過度分泌，護理油性肌膚。另外對消除體味也有效。

【主要功效】
抗脂漏、抗菌、活化皮膚組織、形成疤痕、除臭
【適用】
油性肌膚、面皰粉刺、鬆弛、暗沉、體味

💧 使用方式

芳香浴	嗅吸
冷熱敷	泡澡
美容	香水
按摩	

💧 調配建議

幾乎可和所有精油互相搭配，能夠順利調和，令整體香氣充滿華麗感又富有層次。

DATA

原料植物：苦橙　種類：木本	
學名：*Citrus aurantium*	
科名：芸香科	
萃取部位：葉和嫩枝　萃取方式：水蒸氣蒸餾法	
揮發度：前～中調	
香氣：**柑橘類**（綠意調的清爽柑橘香氣）　香氣強度：中	
主要產地：義大利、巴拉圭、突尼西亞、摩洛哥	
主要成分：乙酸芳樟酯、芳樟醇、α-萜品醇、乙酸香葉酯、香葉醇、橙花醇、乙酸橙花酯	
使用注意事項：安全性高	

精油檔案

芸香科

唇形科

菊科

禾本科

桃金孃科

繖形科

薑科

胡椒科

馬鞭草科

橄欖科

松科

NEROLI
橙花

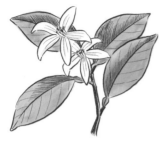

▌消除不安，使情緒恢復平靜

17世紀義大利Nerola郡的公主安娜・瑪麗亞非常喜愛這個香味，具有消除不安、使情緒恢復平靜的效果，自古便被作為香水的原料。有精神方面的問題時，只要使用這個香氣即可有效舒緩。1公噸的橙花只能取得1公升的精油，價格非常高昂。

對心靈 HEART 的功效

療癒過去的創傷

能夠直達內心深處，撫平不安的情緒，使心情恢復沉靜穩定。據說可有效改善心理創傷、抑鬱等壓力問題。

【主要功效】
鎮靜、抗憂鬱不安、強化神經系統
【適用】
失眠、抑鬱、壓力、不安、緊張、震驚、心理創傷、悲傷

對身體 BODY 的功效

舒緩壓力造成的不適

尤其適用於神經性症狀。對長期緊張，以及壓力型和神經性的障礙、飲食障礙與腸胃不適均有效，另外對於心臟神經官能症也能發揮作用。

【主要功效】
促進消化、解除痙攣、調節自律神經、降血壓、強心
【適用】
壓力型的飲食障礙和腸胃不適、緊張造成的慢性腹瀉、消化不良、心悸、高血壓

對肌膚 SKIN 的功效

保養敏感肌和熟齡肌

適用於保養所有膚質，有對抗肌膚老化的效果。尤其適合敏感肌膚、乾性肌膚與熟齡肌膚。

【主要功效】
皮膚再生、促進細胞生長、形成疤痕
【適用】
敏感肌膚、泛紅肌膚、乾性肌膚、熟齡肌膚、鬆弛、暗沉

使用方式

芳香浴	嗅吸
冷熱敷	泡澡
美容	香水
按摩	

調配建議

幾乎可和所有精油互相搭配，能夠讓包括依蘭（p.122）、玫瑰（p.124）、茉莉（p.126）等花朵類的香氣變得華麗。

DATA

原料植物：苦橙	種類：木本
學名：*Citrus aurantium*	
科名：芸香科	
萃取部位：花	萃取方式：水蒸氣蒸餾法
揮發度：中調	
香氣：**花朵類**（香氣兼具柑橘類的明亮和花香的華麗感） 香氣強度：中	
主要產地：義大利、突尼西亞、摩洛哥、埃及	
主要成分：芳樟醇、d-檸檬烯、乙酸芳樟酯、乙酸香葉酯、乙酸橙花酯、香葉醇、橙花叔醇、金合歡醇	
使用注意事項：・安全性高 ・市面上可能有冒牌的橙花，或在橙花中添加苦橙葉（p.50）以增量的商品	

橘子

[青橘、紅橘]

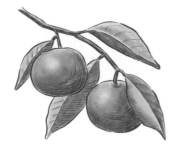

▍年輕的青橘和成熟的紅橘

橘子原產於印度，在日本被稱為「椪柑」，在美國則是被稱為「tangerine」。適合生長在具有濕度的溫帶地區，比其他柑橘類更加耐寒。分為收成時期較早、香氣清新的「青橘」，以及散發成熟柔和香氣的「紅橘」，兩者的功效基本上相同。

對 心靈 HEART 的功效

令心情平和

可帶來安心感，使心情放鬆。能夠令情緒平和，並且溫暖心靈，讓內心充滿愛的感覺。

【主要功效】
鎮靜、催眠、抗憂鬱
【適用】
壓力、失眠、緊張、不安

對 身體 BODY 的功效

溫和照顧腸胃

對於腸胃不適、消化不良、食慾不振有所幫助。由於作用溫和，孕婦及孩童也能放心使用。

【主要功效】
強化消化系統、促進消化、促進膽汁分泌、驅風、利尿、解除痙攣、調節自律神經
【適用】
孩童的腸胃不適、食慾不振、便祕、腹瀉、消化不良、腸道脹氣、水腫

對 肌膚 SKIN 的功效

對油性肌和妊娠紋有效

由於有令肌膚光滑的效果，很適合用來調理油性肌膚。另外也能預防懷孕期間產生妊娠紋。

【主要功效】
收斂、軟化皮膚
【適用】
油性肌膚、預防妊娠紋

💧 使用方式

芳香浴	嗅吸
冷熱敷	泡澡
美容	香水
按摩	

💧 調配建議

幾乎可和所有精油互相搭配。由於香氣很溫和，能夠順利調和。綠意調會讓複方精油帶有清爽香氣。

DATA

原料植物：橘子	種類：木本	
學名：*Citrus reticulata*		
科名：芸香科		
萃取部位：果皮	萃取方式：壓榨法（冷壓法）、水蒸氣蒸餾法	
揮發度：前調		
香氣：**柑橘類**（青橘的香氣較為清新清爽，紅橘則是在成熟甜美的柔和香氣中帶著綠意調，氣味十分細緻）	香氣強度：弱	
主要產地：義大利、美國、巴西、中國		
主要成分：d-檸檬烯、γ-萜品烯、α-蒎烯、β-蒎烯、芳樟醇、α-側柏酮		
使用注意事項：因富含d-檸檬烯而容易氧化，須留意保管和使用期限		

芸香科

唇形科

菊科

禾本科

桃金孃科

繖形科

薑科

胡椒科

馬鞭草科

橄欖科

松科

BERGAMOT

香檸檬

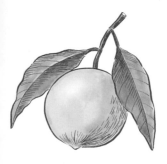

▎香水中最常使用的香氣

香檸檬的果實因帶有強烈的苦味和酸味，一般不會作為食用，而是當成香料為伯爵紅茶增添香氣，或是作為香水的原料。在柑橘之中屬於較為脆弱的植物，不耐寒冷，需要朝南且日照充足的生長環境。市面上流通的精油有80%都出自義大利的卡拉布里亞。

對 心靈 HEART 的功效

鎮靜並提振心情

能夠讓憂鬱、緊張的情緒平靜下來，在深度鎮靜的同時可和緩地提振心情。

【主要功效】
鎮靜、抗憂鬱、強化神經系統、提振情緒

【適用】
緊張、失眠、抑鬱、壓力、不安、沮喪、悲傷

對 身體 BODY 的功效

照護及預防膀胱炎

對於精神壓力造成的食慾不振、消化不良有效，加上可以抑制單純皰疹病毒，因此也能預防帶狀皰疹發生。另外，也有助於預防及照護膀胱炎。

【主要功效】
促進消化、驅風、強化神經系統、止痛、抗病毒、抗菌

【適用】
食慾不振、消化不良、飲食障礙、胃痛、帶狀皰疹、膀胱炎

對 肌膚 SKIN 的功效

保養油性肌膚和青春痘

尤其適合用來護理油性肌膚。因具有消毒作用，對於傷口、青春痘也有療效。

【主要功效】
治癒創傷、消毒、形成疤痕、抗病毒

【適用】
傷口、油性肌膚、青春痘、脂漏性皮膚炎、乾癬、皰疹

💧 使用方式

芳香浴	嗅吸
冷熱敷	泡澡
美容	香水
按摩	

💧 調配建議

幾乎可和所有精油調和。由於清爽中帶著些許苦味，因此可調配出不會過於甜美的香氣。

DATA

原料植物：香檸檬	種類：木本
學名：*Citrus bergamia*	
科名：芸香科	
萃取部位：果皮	萃取方式：壓榨法（冷壓法）、水蒸氣蒸餾法
揮發度：前調	
香氣：**柑橘類**（帶有綠意調的清爽香氣）	香氣強度：中
主要產地：義大利（卡拉布里亞地區）、法國、摩洛哥	
主要成分：d-檸檬烯、乙酸芳樟酯、芳樟醇、α-蒎烯、β-蒎烯、香葉醇、橙花醇、乙酸香葉酯、乙酸橙花酯、香柑內酯	
使用注意事項：·由於以壓榨法得出的精油具有中等程度的光毒性，使用於皮膚的濃度須在0.4%以下 ·因富含d-檸檬烯而容易氧化，須留意保管和使用期限	

GRAPEFRUIT
葡萄柚

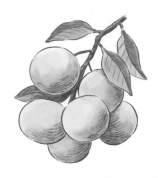

▌帶來幸福感的愉悅香氣

葡萄柚是由柚子和柳橙自然交配而來，因為會像葡萄（grape）一樣結出宛如鈴鐺的果實，所以稱為葡萄柚。原產於亞熱帶地區，19世紀傳入美國西海岸後開始大規模栽培，20世紀時開始生產精油。精油可廣泛運用於食品、香水、化妝品等。

對 心靈 HEART 的功效

令心情開朗、感到滿足

能夠帶來幸福感，令心情開朗且充滿活力。由於可填補內心空虛並舒緩壓力，亦可透過食用讓心靈獲得滿足。

【主要功效】
提振情緒、抗憂鬱、抗不安、強化神經系統

【適用】
自我厭惡、自我批判、不安、無精打采、壓力、欲求不滿

對 身體 BODY 的功效

調節食慾、促進消化

可調節食慾、促進消化，另外亦可促進解毒和淨化。能夠改善循環、令身體強壯，並且活化免疫系統。

【主要功效】
調節食慾、刺激消化系統、刺激淋巴系統、促進血液循環、疏通阻塞、強肝、強腎、利尿

【適用】
食慾過盛、食慾不振、宿醉、肥胖、瘦身、怕冷、水腫、解毒

對 肌膚 SKIN 的功效

保養油性肌膚

適合用於護理油性肌膚。因為對皮膚有殺菌消毒的效果，也能改善青春痘和面皰粉刺的問題。

【主要功效】
抗脂漏、收斂、形成疤痕、抗菌

【適用】
油性肌膚、青春痘、頭皮護理、體味

使用方式

芳香浴	嗅吸
冷熱敷	泡澡
美容	香水
按摩	

調配建議

幾乎可和所有精油調和，能夠令整體散發清爽的氣息。

DATA

原料植物：白葡萄柚、粉紅葡萄柚　　種類：木本	
學名：*Citrus paradisi*	
科名：芸香科	
萃取部位：果皮　　萃取方式：壓榨法（冷壓法）、水蒸氣蒸餾法	
揮發度：前調	
香氣：**柑橘類**（清新且清爽的香甜氣味。粉紅葡萄柚的香氣則更為甜美）　香氣強度：弱	
主要產地：美國、巴西、阿根廷、以色列	
主要成分：d-檸檬烯、β-月桂烯、α-蒎烯、檜烯、β-蒎烯、芳樟醇、香茅醛、諾卡酮	
使用注意事項：・以壓榨法得出的精油具輕微光毒性 ・因富含d-檸檬烯而容易氧化，須留意保管和使用期限	

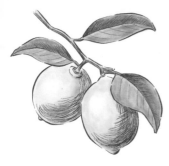

精油檔案

芸香科

唇形科

菊科

禾本科

桃金孃科

繖形科

薑科

胡椒科

馬鞭草科

橄欖科

松科

LEMON
檸檬

▌中世紀起便被活用的萬用藥

原產於印度的樹木,因十字軍東征而擴散至整個歐洲。果汁富含維他命C,大航海時代曾被用來預防壞血病。香氣可促進消化,經常被運用在料理和飲品中。由於精油具有殺菌效果,可以做成檸檬水等等,也被廣泛作為藥物使用。

對 心靈 HEART 的功效

提升專注力和記憶力

提振精神的效果極佳,能夠帶來生存的能量和活力。清新的香氣可提升專注力和記憶力。適合在想做出決定時使用。

【主要功效】
提振情緒、強化精神、頭腦清晰
【適用】
注意力散漫、精神疲勞、專注力不足、記憶力不佳

對 身體 BODY 的功效

推薦作為傳染病對策

能夠加強身體循環、溫暖全身,也能有效改善怕冷和水腫的問題。由於還能活化免疫系統,亦可望發揮殺菌、消毒的效果,也推薦用來對抗傳染病。用途非常廣泛。

【主要功效】
強化循環系統、利尿、強化免疫系統、抗病毒、殺菌、消毒、強化消化系統、降血壓
【適用】
怕冷、水腫、解毒、感冒、流感、食慾不振、想吐、火燒心、宿醉、便祕、腹瀉、消化不良、高血壓

對 肌膚 SKIN 的功效

護理青春痘

可以調整分泌過剩的油脂,替肌膚進行殺菌消毒,因此有助於護理青春痘和面皰粉刺。

【主要功效】
抗脂漏、收斂、殺菌消毒、形成疤痕
【適用】
油性肌膚、青春痘、頭皮護理、指甲護理、體味

💧 使用方式

芳香浴	嗅吸
冷熱敷	泡澡
美容	香水
按摩	

💧 調配建議

和所有精油都很契合,能夠令整體帶有柑橘的清新感。

DATA

原料植物:檸檬	種類:木本	
學名:*Citrus limon*		
科名:芸香科		
萃取部位:果皮	萃取方式:壓榨法(冷壓法)、水蒸氣蒸餾法	
揮發度:前調		
香氣:柑橘類(清新輕盈,十分清爽的檸檬香氣)		香氣強度:弱
主要產地:義大利、美國、西班牙、阿根廷		
主要成分:d-檸檬烯、β-蒎烯、γ-萜品烯、α-蒎烯、香葉醛、乙酸橙花酯、香柑內酯		
使用注意事項:・由於以壓榨法得出的精油具輕微光毒性,使用濃度須在2%以下 ・因富含d-檸檬烯而容易氧化,須留意保管和使用期限		

LIME
萊姆

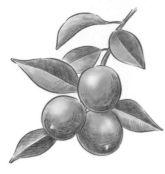

▌常用於食用的香氣

萊姆原產於亞洲，栽種在溫帶地區，為人類所使用的歷史和檸檬（p.55）相同。在墨西哥常被用於料理和雞尾酒等等，也經常作為食用香料，為薑汁汽水和可樂等飲料、點心增添香氣。另外，市售的香氛產品也經常用到。

對 心靈 HEART 的功效

賦予心靈活力

最能為心靈帶來活力的芸香科精油。能夠令疲憊的心和精神為之一振，感到舒適暢快。也可以讓心情變得開朗愉悅且正向。

【主要功效】
抗憂鬱、提振情緒、強化精神
【適用】
不安、抑鬱、無精打采、精神疲勞

對 身體 BODY 的功效

有效改善食慾不振

能夠增進食慾，並且提升消化功能。另外也和檸檬一樣可有效對抗傳染病。對於消除肉體疲勞也有效。

【主要功效】
促進消化、增進食慾、強化淋巴系統、抗病毒、殺菌、消毒
【適用】
食慾不振、消化不良、水腫、感冒、流感

對 肌膚 SKIN 的功效

保養油性肌膚

尤其可以讓油性肌膚變緊實。能夠淨化皮膚，對於改善青春痘也有效。

【主要功效】
抗脂漏、收斂、殺菌、消毒
【適用】
油性肌膚、青春痘

◊ 使用方式

芳香浴	嗅吸
冷熱敷	泡澡
美容	香水
按摩	

◊ 調配建議

因為屬於綠意調，與藥草類、香草類、樹木類的精油特別契合。可以和其他所有精油互相搭配。

DATA

原料植物：萊姆	種類：木本
學名：*Citrus aurantifolia*	
科名：芸香科	
萃取部位：果皮	萃取方式：壓榨法（冷壓法）、水蒸氣蒸餾法
揮發度：前調	
香氣：柑橘類（味道清新，帶有比檸檬更為強烈的綠意調清爽香氣）香氣強度：中	
主要產地：巴西、墨西哥、東南亞、美國、印度	
主要成分：d-檸檬烯、β-蒎烯、γ-萜品烯、α-蒎烯、橙花醛、香葉醛、乙酸橙花酯、乙酸香葉酯、香柑內酯	
使用注意事項： · 由於以壓榨法得出的精油具中等程度的光毒性，使用濃度須在0.7%以下 · 因富含d-檸檬烯而容易氧化，須留意保管和使用期限	

Yuzu
香橙

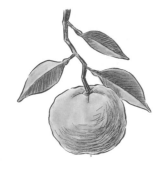

▌日本自古便有的柑橘

據說日本從奈良時代便開始栽培香橙。和日本人的飲食生活緊密相連，無論生產量還是消費量日本都獨占鰲頭。冬至這一天要用香橙泡澡的習慣，相傳是在江戶時代傳入民間，據說這麼做有令身體暖和的效果。是日本人十分熟悉的香氣。

唇形科

菊科

禾本科

桃金孃科

繖形科

薑科

胡椒科

馬鞭草科

橄欖科

松科

對 心靈 HEART 的功效

溫暖冰冷的心

當內心感到寂寞時可發揮陪伴的作用。具耐寒性的香橙氣味，能夠在寒冷的冬天讓人感到舒適，溫暖冰冷的心。

【主要功效】
鎮靜、抗憂鬱、提振情緒、強化神經系統
【適用】
思鄉病、不安、緊張

對 身體 BODY 的功效

也能溫暖冰冷的身體

能夠溫暖冰冷的身體。另外還能提升消化功能，促進排便。對於消除肉體疲勞也有效。

【主要功效】
促進血液循環、止痛、抗發炎、促進消化、抗感染
【適用】
怕冷、肌肉僵硬、肩頸僵硬、腰痛、便祕、消化不良、感冒

對 肌膚 SKIN 的功效

保養頭皮

使頭皮的毛孔緊實，可有效預防掉髮。

【主要功效】
收斂、殺菌
【適用】
頭皮護理、掉髮

💧 使用方式

芳香浴	嗅吸
冷熱敷	泡澡
美容	香水
按摩	

💧 調配建議

將香橙和絲柏（p.113）、杜松（p.112）、扁柏（p.115）等樹木類的精油搭配，能夠創造出清爽的香氣。

DATA

原料植物：香橙　　種類：木本	
學名：*Citrus junos*	
科名：芸香科	
萃取部位：果皮　　萃取方式：壓榨法（冷壓法）、水蒸氣蒸餾法	
揮發度：前調	
香氣：**柑橘類**（清新的香橙氣味）　　香氣強度：中	
主要產地：日本	
主要成分：d-檸檬烯、γ-萜品烯、β-水芹烯、α-蒎烯、芳樟醇、Yuzunone	
使用注意事項：・由於以壓榨法得出的精油具輕微光毒性，使用濃度須在2%以下 ・因富含d-檸檬烯而容易氧化，須留意保管和使用期限	

薰衣草
LAVENDER

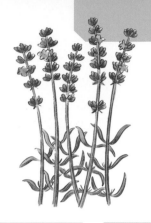

▎知名的超級萬用藥

自古便被視為「萬用藥」的薰衣草，雖然生長範圍遍布整個歐洲，但是品質最優良的是生長於地中海周邊海拔800～1800m處的薰衣草。對於疼痛以及精神、肉體方面的問題皆能發揮作用。尤其是自然生長於南法高地的野生薰衣草，其治癒力格外優秀。

對 心靈 HEART 的功效

深度放鬆與調和

可以令心情平靜，進行深度的放鬆和淨化。能夠使神經恢復平衡，保持和諧。

【主要功效】
鎮靜、抗憂鬱不安、強化神經系統
【適用】
失眠、抑鬱、壓力、不安緊張、歇斯底里、精神疲勞、忐忑、悲傷、震驚

對 身體 BODY 的功效

對各種症狀皆有幫助

適用範圍廣泛，對各種症狀皆有效。總體而言就是能夠恢復平衡，提升自我治癒力。尤其對自律神經系統的症狀很有幫助。

【主要功效】
調節自律神經、降血壓、止痛、解除痙攣、抗發炎、抗病毒、殺菌
【適用】
高血壓、疼痛、經痛、膀胱炎、關節炎、肌肉痠痛、感冒、鼻竇炎

對 肌膚 SKIN 的功效

使皮膚再生

對所有膚質類型皆有效，可調節膚況，促使皮膚再生，讓皮膚恢復彈性。

【主要功效】
活化皮膚組織、形成疤痕、抗發炎、治癒創傷
【適用】
護理所有膚質、曬傷、燒燙傷疤痕、皮膚炎、乾癬、傷口、蚊蟲叮咬

💧 使用方式

芳香浴	嗅吸
冷熱敷	泡澡
美容	香水
按摩	

💧 調配建議

和所有精油都很契合，尤其特別適合搭配柑橘類、花朵類，以及其他唇形科的精油。

DATA

原料植物：野生薰衣草、薰衣草	種類：灌木
學名：*Lavandula angustifolia*、*Lavandula officinalis*	
科名：唇形科	
萃取部位：花穗	萃取方式：水蒸氣蒸餾法
揮發度：中調	
香氣：**花朵類**（甜美的花香。野生薰衣草則帶有草本調的柔和香氣） 香氣強度：中	
主要產地：法國、義大利、保加利亞	
主要成分：芳樟醇、乙酸芳樟酯、乙酸薰衣草酯、β-石竹烯、萜品烯-4-醇、龍腦	
使用注意事項：‧低血壓患者可能會感到倦怠或產生睡意 　　　　　　　‧市面上也有許多冒牌的薰衣草（例如在p.60的醒目薰衣草中添加芳樟醇和乙酸芳樟酯），須多加留意	

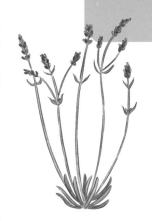

SPIKE LAVENDER
穗花薰衣草

精油檔案

芸香科

唇形科

菊科

禾本科

桃金孃科

繖形科

薑科

胡椒科

馬鞭草科

橄欖科

松科

▌給予身心刺激的活化劑

穗花薰衣草和p.58的薰衣草為不同種,自然生長在西班牙和法國的低地,由於不耐寒但耐熱,因此一般種植在海拔500m以下的地方。植株體積較薰衣草來得大,葉片寬廣,花莖會分岔成3枝。香氣比薰衣草強勁且刺激,能夠活化身心。

對 心靈 HEART 的功效

活化心靈

能夠使頭腦清澈明晰,充滿活力。

【主要功效】
強化神經系統、抗憂鬱

【適用】
精神疲勞、無精打采

對 身體 BODY 的功效

舒緩疼痛

止痛效果強,自古便被用於治療疼痛。對頭痛、肌肉痠痛、經痛等也有效。另外也能改善感冒及呼吸道症狀。

【主要功效】
止痛、抗痙攣、解除痙攣、調節經期、抗病毒、去痰、刺激免疫系統、消毒、殺菌

【適用】
肌肉痠痛、風溼病、經痛、經期不順、頭痛、鼻塞、咳嗽、支氣管炎、氣喘、預防傳染病

對 肌膚 SKIN 的功效

治療燒燙傷和傷口

促使皮膚再生,讓皮膚恢復彈性。可治療燒燙傷、傷口、蚊蟲叮咬。

【主要功效】
活化皮膚組織、形成疤痕、殺菌、消毒、抗真菌、防蟲

【適用】
燒燙傷疤痕、皮膚炎、乾癬、傷口、香港腳、蚊蟲叮咬

💧 使用方式

芳香浴	嗅吸
冷熱敷	泡澡
美容	香水
按摩	

💧💧 調配建議

可以與柑橘類、藥草類、香草類、其他唇形科的精油搭配。

DATA

原料植物:穗花薰衣草	種類:灌木
學名:*Lavandula latifolia*	
科名:唇形科	
萃取部位:花穗	萃取方式:水蒸氣蒸餾法
揮發度:中調	
香氣:**花朵類&香草類**(清爽的香氣比薰衣草來得刺激,有強烈的香草植物氣味) 香氣強度:中	
主要產地:西班牙、法國、義大利	
主要成分:芳樟醇、1.8桉油醇、樟腦、龍腦、β-蒎烯、α-蒎烯	
使用注意事項:・雖然對皮膚沒有刺激性,但有可能隨著酮類的樟腦含量而產生神經毒性,因此須少量使用 ・癲癇患者、孕婦、嬰幼兒應避免使用	

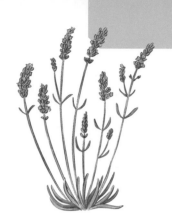

LAVANDIN
醒目薰衣草

▌薰衣草的交配種

於20世紀初誕生，是薰衣草（p.58）和穗花薰衣草（p.59）的交配種。具耐寒性，對疾病的抵抗力也很強，即便是一般作物無法生長的土地也能種植。精油的採油量很多，目前正積極受到栽培，也經常在商業上作為香料使用。功效較薰衣草和穗花薰衣草來得溫和。

對 心靈 HEART 的功效

和緩的鎮靜效果

略帶鎮靜效果。和薰衣草相比，較不會產生強烈的睡意，對精神心理方面的作用較弱且溫和。

【主要功效】
輕微鎮靜、強化神經系統、抗憂鬱
【適用】
精神疲勞

對 身體 BODY 的功效

舒緩肌肉疲勞

適用於肩頸僵硬、腰痛等肌肉的僵硬、疼痛症狀。作用比穗花薰衣草來得溫和且較不刺激，因此推薦給高齡者使用。

【主要功效】
止痛、抗發炎、解除痙攣、去痰、抗黏膜炎
【適用】
肩頸僵硬、腰痛、肌肉痠痛、風溼病、咳嗽、支氣管炎

對 肌膚 SKIN 的功效

治療曬傷和傷口

對所有膚質類型皆有效，可促使皮膚再生，讓皮膚恢復彈性。對於治療曬傷、傷口也有效果。

【主要功效】
活化皮膚組織、形成疤痕
【適用】
護理所有膚質、曬傷、燒燙傷疤痕、皮膚炎、乾癬、傷口、蚊蟲叮咬

使用方式

芳香浴	嗅吸
冷熱敷	泡澡
美容	香水
按摩	

調配建議

和所有精油都很契合，尤其特別適合搭配柑橘類、花朵類，以及其他唇形科的精油。

DATA

原料植物：超級醒目薰衣草、葛羅索醒目薰衣草	種類：灌木
學名：*Lavandula hybrida*	
科名：唇形科	
萃取部位：花穗　萃取方式：水蒸氣蒸餾法	
揮發度：中調	
香氣：**花朵類＆香草類**（比薰衣草更能感受到香草植物氣息的草本調香氣）　香氣強度：中	
主要產地：法國、義大利	
主要成分：芳樟醇、乙酸芳樟酯、乙酸薰衣草酯、樟腦、1.8桉油醇、龍腦	
使用注意事項：安全性高	

精油檔案

芸香科

唇形科

菊科

禾本科

桃金孃科

繖形科

薑科

胡椒科

馬鞭草科

橄欖科

松科

PEPPERMINT
胡椒薄荷

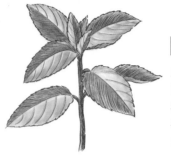

▌優秀的冷卻止痛藥

原產於歐洲，自古希臘、古羅馬時代便為人使用至今。薄荷因為容易雜交而有許多種類，被廣泛種植在各個地區。除了用於料理、飲品等食用之外，也被當成香料運用在口香糖、潔牙粉與清潔劑等日用品中。繁殖力強，生命力也很旺盛。能夠帶給身心活力與元氣。

對 **心靈** HEART 的功效

舒暢感能提升專注力

可令頭腦清晰，提升專注力。還能提振精神，對於消除精神疲勞也有效。

【主要功效】
頭腦清晰、強化與刺激神經系統
【適用】
精神疲勞、專注力不足、記憶力不佳、無精打采

對 **身體** BODY 的功效

最適合作為冷卻止痛藥

主要成分薄荷醇具有強烈的刺激感和冷卻作用，很適合作為止痛藥和用於局部麻醉。另外，嗅吸氣味可舒緩想吐的感覺，呼吸也會變得順暢許多。因具清涼感，很推薦在夏天使用。

【主要功效】
冷卻、止痛、麻醉、刺激消化系統、健胃、促進消化、疏通阻塞、解除痙攣、抗發炎、消毒、去痰
【適用】
頭痛、發燒、消化不良、扭傷、肌肉痠痛、肩頸僵硬、鼻塞、預防傳染病、感冒

對 **肌膚** SKIN 的功效

緩解皮膚發炎和搔癢

具冷卻效果，可用於緩解皮膚發炎和搔癢等症狀。能淨化皮膚，使皮膚緊實。

【主要功效】
冷卻、抗發炎、消毒、抗菌
【適用】
曬傷、發炎、搔癢、蚊蟲叮咬、驅蟲

使用方式

芳香浴	嗅吸
冷熱敷	泡澡
美容	香水
按摩	

調配建議

可以與柑橘類、樹木類、其他唇形科的精油搭配，不過香氣和刺激性較為強烈，因此建議少量使用。

DATA

原料植物：胡椒薄荷	種類：草本（多年生草本）
學名：*Mentha piperita*	
科名：唇形科	
萃取部位：全株	萃取方式：水蒸氣蒸餾法
揮發度：前調	
香氣：藥草類＆香草類（香氣帶有辛辣刺激性，可以讓人感覺清涼）香氣強度：強	
主要產地：英國、法國、美國、義大利、印度	
主要成分：薄荷醇、薄荷酮、乙酸甲酯、1.8桉油醇、異薄荷酮、d-檸檬烯	
使用注意事項：・嬰幼兒、孕婦、哺乳婦女、癲癇患者在使用上須留意 ・由於具黏膜刺激性，請勿使用於臉部	

SPEARMINT
綠薄荷

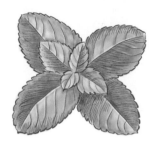

▌作為清新舒暢的提神劑使用

原產於歐洲，古希臘人將其當成提神劑使用，中世紀開始也被當成口腔保健用品。到了現代，人們同樣會在潔牙粉、口香糖中添加綠薄荷。作用和胡椒薄荷（p.61）相似，不過因為薄荷醇的含量比胡椒薄荷少，所以刺激性較輕微且多了一份甜味，對肌膚也比較溫和。

對 心靈 HEART 的功效

緩和緊張，使心情開朗

能讓頭腦清澈明晰，舒緩緊張和壓力，同時令心情開朗起來。

【主要功效】
頭腦清晰、刺激神經系統、提振情緒
【適用】
專注力不足、精神疲勞、緊張

對 身體 BODY 的功效

也適用於照護孩童

可望和胡椒薄荷一樣發揮止痛、促進消化的效果。由於刺激性低，尤其建議在孩子腸胃不適或剛感冒時使用。

【主要功效】
冷卻、止痛、刺激消化系統、健胃、促進消化、疏通阻塞、解除痙攣、去痰、消毒、抗發炎
【適用】
頭痛、發燒、消化不良、想吐、動暈症、扭傷、肌肉痠痛、肩頸僵硬、鼻塞、流鼻水、預防傳染病、花粉症

對 肌膚 SKIN 的功效

治療發炎和蚊蟲叮咬

由於和胡椒薄荷一樣具有冷卻效果，可用來舒緩皮膚發炎、搔癢、蚊蟲叮咬等症狀。

【主要功效】
冷卻、抗發炎、收斂、消毒
【適用】
曬傷、發炎、搔癢、蚊蟲叮咬

使用方式

芳香浴	嗅吸
冷熱敷	泡澡
美容	香水
按摩	

調配建議

可以與柑橘類、藥草類、香草類、樹木類、其他唇形科的精油搭配。

DATA

原料植物：綠薄荷	種類：草本（多年生草本）
學名：*Mentha spicata*	
科名：唇形科	
萃取部位：花的前端和葉片	萃取方式：水蒸氣蒸餾法
揮發度：前調	
香氣：**香草類**（具香甜清涼感的薄荷氣味）	香氣強度：中
主要產地：美國、印度、中國	
主要成分：香芹酮、d-檸檬烯、β-月桂烯、薄荷酮、芳樟醇、薄荷醇	
使用注意事項：‧嬰幼兒、孕婦須少量使用 ‧孕婦應避免用於按摩	

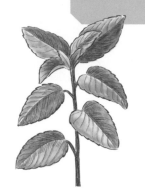

精油檔案

芸香科

唇形科

菊科

禾本科

桃金孃科

繖形科

薑科

胡椒科

馬鞭草科

橄欖科

松科

BERGAMOT MINT

檸檬薄荷

▌能夠讓人放鬆並助眠的薄荷

檸檬薄荷是原產於歐洲的一種胡椒薄荷（p.61），又被稱為Eau de cologne mint。其特徵是不含胡椒薄荷的代表性成分薄荷醇，散發出香甜的水果香氣，且具有很好的放鬆效果。應用範圍廣泛，柑橘調的香氣也很受孩子喜愛。

對 心靈 HEART 的功效

有助眠效果的香氣

能夠使人平靜放鬆，讓心靈保持平衡。香檸檬般的柑橘香氣有助眠效果。

【主要功效】
鎮靜、強化神經系統

【適用】
失眠、緊張、不安、燃燒殆盡症候群

對 身體 BODY 的功效

舒緩壓力型症狀

對神經性、壓力型症狀有效。建議在高度緊張、身體無法休息放鬆時使用。

【主要功效】
調節自律神經、促進消化、抗發炎、止痛、強化免疫系統、降血壓

【適用】
壓力型的消化系統疾病、高血壓、腸道激躁症

對 肌膚 SKIN 的功效

對肌膚很溫和的薄荷

薄荷之中對肌膚最溫和的精油。不僅不會刺激皮膚，還能穩定膚況，因此敏感肌膚的人也能使用。

【主要功效】
抗發炎、形成疤痕

【適用】
曬傷、發炎

💧 使用方式

芳香浴	嗅吸
冷熱敷	泡澡
美容	香水
按摩	

💧 調配建議

和所有精油都很契合，尤其特別適合搭配柑橘類、花朵類，以及其他唇形科的精油。

DATA

原料植物：檸檬薄荷	種類：草本（多年生草本）
學名：*Mentha citrata*	
科名：唇形科	
萃取部位：葉片	萃取方式：水蒸氣蒸餾法
揮發度：前調	
香氣：柑橘類（在讓人聯想到芸香科的香檸檬散發出的柑橘香氣中，帶著香草植物的香甜氣味）	香氣強度：中
主要產地：法國、印度、美國	
主要成分：乙酸芳樟酯、芳樟醇、α-萜品醇、乙酸香葉酯、1.8桉油醇、香葉醇、香茅醇	
使用注意事項：安全性高	

野薄荷

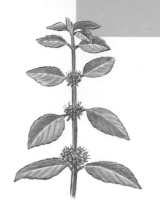

▌帶有強烈的舒暢感

野薄荷原產於亞洲東部，屬於生長在日本的一種「mint」。於2000年前傳入日本，製作出的「薄荷油」自古以來便被當成腸胃藥、止痛藥、香料使用，是廣為人知的產品。薄荷醇的含量比胡椒薄荷（p.61）多，帶有強烈的清涼感。市面上流通的精油已減少具急性毒性的薄荷醇成分。

對 心靈 HEART 的功效

舒暢感令人精神一振

能夠提振精神，令頭腦思緒清晰。

【主要功效】
頭腦清晰、強化神經系統、刺激、活化、醒腦

【適用】
精神疲勞、無精打采、專注力不足

對 身體 BODY 的功效

改善腸胃功能

可促進消化，改善腸胃功能。另外因具有冷卻效果，可作為撞傷等的敷藥局部使用。

【主要功效】
冷卻、止痛、刺激消化系統、健胃、促進消化、解除痙攣、抗病毒、抗菌、抗發炎

【適用】
消化不良、動暈症、增進食慾、撞傷、肌肉痠痛、肩頸僵硬

對 肌膚 SKIN 的功效

舒緩發炎症狀

能夠舒緩伴隨蚊蟲叮咬、輕微搔癢所產生的發炎症狀。

【主要功效】
抗組織胺、抗發炎、皮膚再生、除臭

【適用】
蚊蟲叮咬、搔癢、體味

💧 使用方式

芳香浴	嗅吸
冷熱敷	泡澡
美容	香水
按摩	

💧 調配建議

可以與柑橘類、樹木類、其他唇形科的精油搭配。

DATA

原料植物：日本薄荷　種類：草本（多年生草本）	
學名：*Mentha arvensis*	
科名：唇形科	
萃取部位：葉片　萃取方式：水蒸氣蒸餾法	
揮發度：前調	
香氣：**藥草類**（帶有辛辣刺激性和清涼舒暢感的薄荷氣味）香氣強度：強	
主要產地：印度、日本、中國	
主要成分：薄荷醇、薄荷酮、異薄荷酮、d-檸檬烯	
使用注意事項：由於具皮膚刺激性，請勿使用於臉部。嬰幼兒、孕婦、哺乳婦女、癲癇患者在使用上須留意	

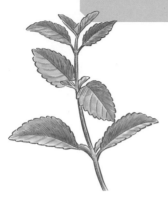

香蜂草

▌療癒鬱悶的心情

原產於地中海，又被稱為「檸檬香蜂草」。16世紀的醫生帕拉切爾蘇斯（Paracelsus）將其視為「生命的靈丹妙藥（不老不死的萬能藥）」，在中東則被當成強心劑使用。由於具有很強的鎮靜作用，對於療癒心理創傷等精神問題有所幫助。雖然繁殖力強且生命力旺盛，但精油的萃取量很少，因此價格昂貴。

心靈 HEART 的功效

療癒精神問題

有出色的鎮靜效果，能夠穩定情緒，使心情開朗，並加強能量。另外也能舒緩緊張，療癒精神問題。

【主要功效】
強化神經系統、鎮靜、抗憂鬱

【適用】
神經敏感、緊張、抑鬱、心理創傷、震驚、歇斯底里、不安、失眠、悲傷

身體 BODY 的功效

強化心臟

作為強化心臟的強心劑很有效果。也適用於壓力和精神問題造成的消化不良。有很強的抗病毒作用，對於單純皰疹病毒也有效。

【主要功效】
強化心臟、降血壓、強化消化系統、驅風、解除痙攣、抗病毒、調節經期、止痛

【適用】
心悸、心律不整、高血壓、壓力造成的消化不良、腸道脹氣、帶狀皰疹、單純皰疹、經痛

肌膚 SKIN 的功效

治療濕疹和皮膚炎

可以止癢，對於濕疹和皮膚炎也有效。須留意使用濃度。

【主要功效】
抗發炎、殺菌、抗組織胺

【適用】
壓力型的濕疹、過敏性皮膚炎

💧 使用方式

芳香浴	嗅吸
冷熱敷	泡澡
美容	香水
按摩	

💧 調配建議

和柑橘類、花朵類、樹木類、辛香料類、其他唇形科的精油很契合。

DATA

原料植物：檸檬香蜂草	種類：草本（多年生草本）
學名：*Melissa officinalis*	
科名：唇形科	
萃取部位：葉片	萃取方式：水蒸氣蒸餾法
揮發度：前～中調	
香氣：**柑橘類**（香氣中帶有檸檬般的清新和草本調的清爽感） 香氣強度：強	
主要產地：法國、義大利、地中海地區	
主要成分：葉醛、橙花醛、香茅醛、β-石竹烯、香葉醇、乙酸橙花酯、乙酸香葉酯、橙花醇、大根香葉烯D	
使用注意事項：・由於此皮膚致敏性，使用濃度須在1%以下 ・純香蜂草精油的數量很少，很多會用檸檬香茅（p.81）、香茅（p.80）、山雞椒（p.120）等來偽裝	

精油檔案

芸香科

唇形科

菊科

禾本科

桃金孃科

繖形科

薑科

胡椒科

馬鞭草科

橄欖科

松科

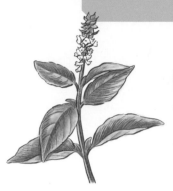

BASIL
羅勒

▌可促進消化和消除精神疲勞

羅勒原產於亞洲、太平洋諸島，是義大利和東南亞料理中不可或缺，具有促進消化效果的一種香草。其實早從 5000 年前便被人們栽培，擁有許多變種。羅勒的語源「Basileus」在希臘文中是「王者」的意思，實際上羅勒也確實被奉為植物王者。

對 **心靈** HEART 的功效

適用於精神極度疲勞時

當感受到強烈的壓力型、神經性精神疲勞時，可有效舒緩並提升專注力。產生負面情緒時也能發揮效果。

【主要功效】
強化神經系統、強化精神、頭腦清晰、抗憂鬱

【適用】
精神疲勞、不安、抑鬱

對 **身體** BODY 的功效

可促進消化和消除疲勞

能夠緩解壓力造成的腸胃不適和胃痛。另外，對於預防感冒和流感、消除肉體疲勞也有幫助。

【主要功效】
促進消化、緩瀉、促進膽汁分泌、強肝、健胃、止痛、去痰、抗病毒、抗感染、解除痙攣

【適用】
消化不良、便祕、腸胃炎、想吐、經期緊張、PMS、肌肉痠痛、感冒、流感、咳嗽、氣喘、消除疲勞

對 **肌膚** SKIN 的功效

治療蚊蟲叮咬和驅蟲

可以治療蚊蟲叮咬和驅蟲。由於會刺激皮膚，必須少量使用。

【主要功效】
防蟲、消毒

【適用】
蚊蟲叮咬、驅蟲

使用方式

芳香浴	嗅吸
冷熱敷	泡澡
美容	香水
按摩	

調配建議

可以與柑橘類、辛香料類、樹木類，以及其他唇形科的精油搭配。

DATA

原料植物：羅勒　　種類：草本	
學名：*Ocimum basilicum*	
科名：唇形科	
萃取部位：花和葉　　萃取方式：水蒸氣蒸餾法	
揮發度：中調	
香氣：**香草類**（非常清晰的甜甜香草味）　　香氣強度：中	
主要產地：埃及、法國、歐洲、美國	
主要成分：芳樟醇、丁香油酚、1.8 桉油醇、大根香葉烯D、甲基醚蔞葉酚、乙酸龍腦酯、甲基丁香油酚	
使用注意事項：．由於具皮膚致敏性，須留意不可使用過量，且使用濃度須在 2%以下 ．因含有會致癌的甲基醚蔞葉酚、甲基丁香油酚，須少量使用	

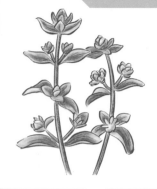

芸香科

唇形科

菊科

禾本科

桃金孃科

繖形科

薑科

胡椒科

馬鞭草科

橄欖科

松科

SWEET MARJORAM
甜馬鬱蘭

▌溫暖身心，安穩入眠

原產於地中海地區，自古希臘、古羅馬時代便被視為帶有神力的藥草而加以運用。希臘文稱之為「orosganos」，意思是「山之喜悅」。中世紀的修道院很喜歡將其作為能夠撫平情緒的香草來使用，和精油一樣，能夠有效溫暖並舒緩因緊張而緊繃的身心。

對 心靈 HEART 的功效

讓內心感到溫暖

可使內心變得溫柔且溫暖。尤其能夠讓在放鬆時會變得活躍的副交感神經居上位，幫助入睡。

【主要功效】
讓副交感神經活絡、強化神經系統、鎮靜
【適用】
精神疲勞、不安、恐慌、興奮、失眠、緊張、煩躁、孤獨感

對 身體 BODY 的功效

放鬆緊繃的身體

能讓副交感神經居上位，放鬆緊繃的身體，並緩解壓力型疼痛的影響。另外，對於強化循環系統、促進血液循環、治療怕冷和便祕也有效。

【主要功效】
止痛、擴張血管、暖身、降血壓、促進消化、緩瀉、利尿、解除痙攣、抗痙攣
【適用】
壓力型腰痛、壓力型怕冷、高血壓、頭痛、消化不良、便祕、壓力型腸胃問題、經痛、肌肉痠痛、關節疼痛

對 肌膚 SKIN 的功效

保養身體

具消毒效果，可清潔肌膚。對於保養身體有所幫助。

【主要功效】
抗真菌、抗菌、治癒創傷、消毒
【適用】
香港腳、青春痘、痘疤

使用方式

芳香浴	嗅吸
冷熱敷	泡澡
美容	香水
按摩	

調配建議

可以與柑橘類、花朵類、樹木類、辛香料類、其他唇形科的精油搭配。

DATA

原料植物：甜馬鬱蘭　　種類：草本（多年生草本）	
學名：*Origanum majorana*	
科名：唇形科	
萃取部位：葉片　　萃取方式：水蒸氣蒸餾法	
揮發度：中調	
香氣：香草類（香甜中帶點微辣的舒服香氣）　　香氣強度：中	
主要產地：法國、埃及、摩洛哥、突尼西亞、義大利	
主要成分：萜品烯-4-醇、乙酸芳樟酯、γ-萜品烯、α-萜品醇、α-萜品烯、芳樟醇	
使用注意事項：・由於長時間使用會引發睡意，想要集中精神時應避免使用 ・容易和西班牙馬鬱蘭（p.68）、野馬鬱蘭（奧勒岡）搞混，須特別留意	

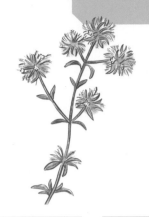

西班牙馬鬱蘭

▌百里香的同類

生長於西班牙伊比利半島的特有種。這種香草植物和甜馬鬱蘭（p.67）、野馬鬱蘭（奧勒岡）無關，實際上是百里香的同類。只不過，西班牙馬鬱蘭的成分和其他百里香不同，主成分是1.8桉油醇，因此和尤加利（p.88）一樣可有效治療感冒、咳嗽、流鼻水等症狀。

對 心靈 HEART 的功效

想轉換心情時適用

像是想要稍微放鬆時，其清爽的香氣能夠幫助轉換心情。同時也具有提振精神的效果。

【主要功效】
鎮靜
【適用】
精神疲勞

對 身體 BODY 的功效

可對抗傳染病

功效類似百里香和尤加利，也能有效對抗傳染病。尤其因為富含1.8桉油醇，有去痰的效果，可以使呼吸順暢。

【主要功效】
去痰、抗黏膜炎、強化免疫系統、抗病毒、殺菌、止咳、暖身、解除痙攣、止痛
【適用】
感冒、咳嗽、喉嚨痛、流鼻水、鼻竇炎、支氣管炎、肌肉痠痛、關節疼痛、風溼病

💧 使用方式

芳香浴	嗅吸
冷熱敷	泡澡
美容	香水
按摩	

💧 調配建議

可以與柑橘類、花朵類、樹木類、樹脂類、辛香料類、藥草類、香草類、其他唇形科的精油搭配。

DATA

原料植物：西班牙馬鬱蘭	種類：草本（多年生草本）
學名：*Thymus mastichina*	
科名：唇形科	
萃取部位：花和葉	萃取方式：水蒸氣蒸餾法
揮發度：中調	
香氣：藥草類（甜美清爽的草本調香氣）	香氣強度：中
主要產地：西班牙	
主要成分：1.8桉油醇、樟腦、α-蒎烯、莰烯、α-萜品醇、芳樟醇、檜烯、d-檸檬烯	
使用注意事項：由於富含1.8桉油醇，嬰幼兒應避免使用	

精油檔案

芸香科

唇形科

菊科

禾本科

桃金孃科

繖形科

薑科

胡椒科

馬鞭草科

橄欖科

松科

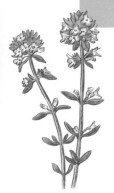

THYME
百里香

[芳樟醇百里香、
側柏醇百里香、百里酚百里香]

▊備受重用的藥用香草

百里香的種類多達300種以上，自古便被當作藥用植物和用於料理。精油的成分隨產地而異，有許多化學型（p.22），像是芳樟醇、側柏醇、百里酚、龍腦、香芹酚等等。治癒效果強，在醫療現場也被當成藥物使用。

心靈 HEART 的功效

強化精神

讓疲憊的情緒開朗起來。另外還能提升精神方面的抵抗力。

【主要功效】
強化精神、強化神經系統、鎮靜*、抗不安*
＊芳樟醇型才有的功效。
【適用】
精神疲勞、無精打采、無活力、不安

身體 BODY 的功效

可對抗傳染病

因為對免疫系統有益，可強化疲勞的身體。也具有強化呼吸系統的功效。百里酚型的殺菌效果最強，很適合用來對抗傳染病。

【主要功效】
（芳樟醇）解除痙攣、強化心臟
（側柏醇）抗菌、刺激免疫系統、抗風溼病、止痛
（百里酚）強化免疫＆呼吸＆循環＆消化系統、殺菌、抗病毒
【適用】
預防傳染病、感冒、流感、咳嗽、氣喘、消化不良、腸道脹氣、關節疼痛、肌肉痠痛、風溼病

肌膚 SKIN 的功效

芳樟醇型最適用

芳樟醇型對皮膚的刺激性最低，很適合用來消毒。

【主要功效】
抗菌、抗真菌、消毒
【適用】
皮膚炎、皮膚傳染病

🫧 使用方式

芳香浴	嗅吸
冷熱敷	泡澡
美容*	香水*
按摩*	

＊只有芳樟醇型適用。

💧 調配建議

可以與柑橘類、香草類、藥草類、其他唇形科的精油搭配。

DATA

原料植物：百里香　　種類：灌木	
學名：*Thymus vulgaris*（有CT芳樟醇、CT側柏醇、CT百里酚等數種化學型）	
科名：唇形科	
萃取部位：全株　　萃取方式：水蒸氣蒸餾法	
揮發度：前～中調	
香氣：藥草類（香草植物的氣味。芳樟醇的香氣較強，側柏醇較為清爽，百里酚則帶有強烈的藥味）　　香氣強度：中	
主要產地：法國、西班牙	
主要成分：（芳樟醇）芳樟醇、百里酚、乙酸芳樟酯 （側柏醇）側柏醇、乙酸香桃木酯 （百里酚）百里酚、香芹酚、1.8桉油醇	
使用注意事項：百里酚型的效果最強，因會刺激皮膚，使用濃度須在1%以下	

鼠尾草

▌具強化身心的作用

有許多種類，一般提到鼠尾草都是指學名為 *Salvia officinalis* 的這一種。原產於地中海地區，會開出美麗的紫色花朵。學名的 Salvia 在拉丁文中是「拯救、治癒」的意思，自古便一如其名被當成藥草來強化身心，拯救人們脫離疾病。

對 心靈 HEART 的功效 ▸ ### 消除精神疲勞

有助於解除憂鬱狀態和精神疲勞。與其他對精神症狀有效的精油混合會更加有效果。

【主要功效】
強化神經系統
【適用】
精神疲勞

對 身體 BODY 的功效 ▸ ### 經期和女性更年期的照護

對於更年期障礙、經期不適等婦科問題有效。尤其也能緩解更年期容易發汗的症狀。另外還可以提升消化功能，增進食慾。

【主要功效】
提高血壓、類雌激素、調節經期、淨化體內血液、促進消化、抗黏膜炎、抗病毒
【適用】
低血壓、更年期不適、經期不適、增進食慾、感冒、支氣管炎

對 肌膚 SKIN 的功效 ▸ ### 治療割傷和發炎

具有收斂和消毒肌膚的作用，可治癒傷口、緩解發炎症狀。

【主要功效】
形成疤痕、消毒、收斂
【適用】
割傷、皮膚炎、青春痘

💧 使用方式

芳香浴	嗅吸
冷熱敷	泡澡
美容	香水
按摩	

💧 調配建議

和柑橘類、花朵類、樹木類、樹脂類、藥草類、香草類、辛香料類、其他唇形科的精油搭配，會給人強烈的藥草印象。

DATA

原料植物：鼠尾草	種類：草本（多年生草本）
學名：*Salvia officinalis*	
科名：唇形科	
萃取部位：全株	萃取方式：水蒸氣蒸餾法
揮發度：前調	
香氣：藥草類（草本調的清新香氣）	香氣強度：強
主要產地：法國、西班牙	
主要成分：α-側柏酮、龍腦、1.8桉油醇、樟腦、α-蒎烯、荻烯	
使用注意事項	·由於富含酮類（α-側柏酮），具有神經毒性，使用濃度須在0.4%以下並於短時間使用 ·孕婦、哺乳婦女、癲癇患者、高血壓患者、嬰幼兒請勿使用

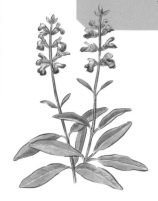

精油檔案

芸香科

唇形科

菊科

禾本科

桃金孃科

繖形科

薑科

胡椒科

馬鞭草科

橄欖科

松科

SPANISH SAGE

西班牙鼠尾草

▌可延年益壽的藥草

在西班牙被當成萬用藥草使用的香草。會密集綻放許多藍紫色花朵，別名又叫做「薰衣鼠尾草」，其香氣也會稍微讓人聯想到薰衣草。自古便被認為是可延年益壽的藥草。由於會對中樞神經產生作用，因此也有預防失智症的效果。

心靈 HEART 的功效

舒緩長期壓力

可有助於緩解長期累積的精神疲勞和壓力。還能提高專注力，發揮預防失智症的效果。

【主要功效】
強化神經系統（可大大強化中樞神經）、強化精神、抗憂鬱、頭腦清晰

【適用】
精神疲勞、長期壓力、抑鬱、專注力不足、預防失智症

身體 BODY 的功效

活化身體

能促進血液循環，活化身體。另外還有去痰的效果，可解決呼吸道問題。

【主要功效】
刺激循環系統、提高血壓、強化消化系統、驅風、淨化體內血液、去痰、抗菌、調節經期、解除痙攣、抗痙攣

【適用】
低血壓、怕冷、水腫、食慾不振、消化不良、感冒、咳嗽、經期不順、肌肉痠痛、關節炎

肌膚 SKIN 的功效

保養油性肌膚

由於可以緊實肌膚和毛孔，很適合用來保養油性肌膚。

【主要功效】
收斂、抗發炎

【適用】
油性肌膚、護髮、皮膚炎

💧 使用方式

芳香浴	嗅吸
冷熱敷	泡澡
美容	香水
按摩	

💧 調配建議

可以與柑橘類、花朵類、樹木類、樹脂類、藥草類、辛香料類、香草類、其他唇形科的精油搭配。

DATA

原料植物：西班牙鼠尾草	種類：灌木
學名：*Salvia lavandulifolia*	
科名：唇形科	
萃取部位：全株	萃取方式：水蒸氣蒸餾法
揮發度：中調	
香氣：**藥草類**（帶有清新、辛辣和清涼感的香草植物氣味） 香氣強度：中	
主要產地：西班牙、法國南部	
主要成分：1.8桉油醇、樟腦、芳樟醇、α-蒎烯、莰烯、β-蒎烯、d-檸檬烯、乙酸檜酯、乙酸芳樟酯、乙酸龍腦酯、檜烯、萜品烯-4-醇	
使用注意事項：孕婦、哺乳婦女、癲癇患者、高血壓患者、嬰幼兒請勿使用	

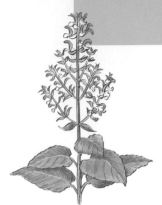

CLARY SAGE
快樂鼠尾草

▌婦科問題及更年期的保健妙方

自然生長於南歐的快樂鼠尾草，經常作為替葡萄酒增添風味的香料。自古便被當成藥用香草，用來抑制發汗、鎮靜、調節荷爾蒙等等。能夠穩定情緒，帶來幸福感。據說可刺激女性荷爾蒙，發揮緩解經痛等婦科症狀的功效。

對 心靈 HEART 的功效

提升自我肯定感

可平衡情緒，提升自我肯定感。能夠帶來幸福感，使心情開朗。

【主要功效】
強化神經系統、鎮靜、抗憂鬱
【適用】
精神疲勞、抑鬱、不安、緊張、沮喪

對 身體 BODY 的功效

緩解婦科症狀和止痛

可緩和經痛、PMS 等婦科症狀。由於具有良好的止痛效果，對於治療肩頸僵硬、腰痛也有效。

【主要功效】
調節荷爾蒙、調節經期、強化生殖系統、解除痙攣、止痛、抗痙攣、降血壓、調節自律神經
【適用】
經期不順、經痛、PMS、更年期症狀、肌肉痠痛、肩頸僵硬、腰痛、高血壓

對 肌膚 SKIN 的功效

保養頭皮和防止多汗

由於可調節皮脂分泌，很推薦用來護理油性肌膚和容易出油的頭皮。另外也有助於防止多汗。

【主要功效】
抗發炎、抗發汗、抗脂漏、除臭
【適用】
皮膚炎、多汗症、油性肌膚、油性頭皮、體味

使用方式

芳香浴	嗅吸
冷熱敷	泡澡
美容	香水
按摩	

調配建議

可以與柑橘類、花朵類、藥草類、香草類、樹木類、樹脂類及其他唇形科的精油搭配。

DATA

原料植物：快樂鼠尾草	種類：草本（多年生草本）
學名：*Salvia sclarea*	
科名：唇形科	
萃取部位：花和葉	萃取方式：水蒸氣蒸餾法
揮發度：中調	
香氣：香草類（麝香般的氣味）	香氣強度：中
主要產地：法國、摩洛哥	
主要成分：乙酸芳樟酯、芳樟醇、大根香葉烯D、香紫蘇醇、α-萜品醇、乙酸橙花酯	
使用注意事項：孕婦、哺乳婦女應避免使用（生產時可以使用）	

精油檔案

芸香科

唇形科

菊科

禾本科

桃金孃科

繖形科

薑科

胡椒科

馬鞭草科

橄欖科

松科

ROSEMARY
迷迭香

[樟腦迷迭香、桉油醇迷迭香、馬鞭草酮迷迭香]

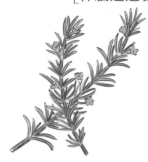

▌具回春和活化功效的香草

迷迭香原產於地中海地區，被廣泛運用在食品、藥物及美容各方面。藥性很強，可刺激腦部、活化心臟，因此據說擁有回春的效果。成分隨產地而異，有樟腦、桉油醇、馬鞭草酮等化學型（p.22），其中流通量最多的是樟腦型。

對心靈 HEART 的功效

提升專注力

可提振並強化精神。能夠提升專注力，使頭腦清晰。

【主要功效】
刺激神經系統、刺激活化、頭腦清晰、刺激精神

【適用】
記憶力不佳、專注力不足、無精打采

對身體 BODY 的功效

活化身體機能

可活化全身機能，對各器官都能發揮作用。廣泛適用於強化心臟和肝臟，以及舒緩呼吸道症狀、肌肉痠痛、關節疼痛等疼痛感。

【主要功效】
提高血壓、刺激循環系統、暖身、利尿、強肝、促進消化與膽汁分泌、去痰、解除痙攣、止痛、抗風溼病

【適用】
怕冷、低血壓、心臟衰竭、心悸、水腫、肝臟疾病、消化不良、腹瀉、所有呼吸道症狀、肌肉痠痛、關節疼痛、風溼病

對肌膚 SKIN 的功效

保養油性肌膚和掉髮

具有較強的收斂作用，可緊實皮膚、毛孔。亦可用於保養油性肌膚和掉髮。

【主要功效】
收斂、抗菌

【適用】
油性肌膚、護髮、頭皮屑、掉髮

使用方式

芳香浴	嗅吸
冷熱敷	泡澡
美容	香水
按摩	

調配建議

可以與柑橘類、花朵類、藥草類、香草類、樹木類、辛香料類、樹脂類、其他唇形科的精油搭配。

DATA

原料植物：迷迭香　　種類：灌木	
學名：*Rosmarinus officinalis*（有 CT 樟腦、CT 桉油醇、CT 馬鞭草酮等數種化學型）	
科名：唇形科	
萃取部位：全株　　萃取方式：水蒸氣蒸餾法	
揮發度：前調	
香氣：**藥草類**（樟腦的香氣充滿舒暢感。桉油醇是類似尤加利的草本調，馬鞭草酮則為綠意調的沉穩香氣）　　香氣強度：中	
主要產地：法國、西班牙、摩洛哥	
主要成分：（樟腦）樟腦、α-蒎烯、芳樟醇、龍腦（桉油醇）1.8 桉油醇、龍腦（馬鞭草酮）馬鞭草酮、樟腦、乙酸龍腦酯	
使用注意事項：癲癇患者、高血壓患者、孕婦、哺乳婦女應避免使用	

高地牛膝草

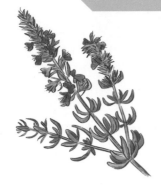

▌使呼吸順暢的藥用香草

原產於南歐和亞洲的溫暖地區，會開出藍紫色小花並散發出強烈香氣。其語源在古希伯來文中是「神聖藥草」的意思。過去被用來預防傳染病和消毒，也曾出現在修道院的餐點中。是非常優秀的藥用香草，對於呼吸道症狀特別有效。

對 心靈 HEART 的功效

有助於提起幹勁

當精神感到非常疲憊、失去幹勁時，可幫助重拾活力。

【主要功效】
強化神經系統、刺激活化

【適用】
精神疲勞、無精打采、想要提起幹勁、頭腦渾沌

對 身體 BODY 的功效

緩解咳嗽和氣喘

擁有很強的去痰和殺菌效果，因此也建議用來對抗傳染病。亦可有效預防兒童氣喘。

【主要功效】
去痰、抗黏膜炎、抗病毒、刺激免疫系統、抗氣喘

【適用】
咳嗽、感冒、流感、支氣管炎、氣喘

 使用方式

芳香浴	嗅吸
冷熱敷	泡澡
美容	香水
按摩	

調配建議

可以與柑橘類、藥草類、香草類、樹木類、其他唇形科的精油搭配。

DATA

原料植物：高地牛膝草	種類：灌木
學名： *Hyssopus officinalis var. decumbens*	
科名：唇形科	
萃取部位：全株	萃取方式：水蒸氣蒸餾法
揮發度：中調	
香氣：**藥草類**（香甜清爽的藥草氣味）	香氣強度：中
主要產地：法國、義大利	
主要成分：芳樟醇、1.8桉油醇、d-檸檬烯、γ-蒎烯、α-蒎烯、莰烯、β-月桂烯、檜烯	
使用注意事項：化學型的松樟酮牛膝草（*Hyssopus officinalis*）富含酮類，具有很強的神經毒性，因此請勿使用	

PATCHOULI
廣藿香

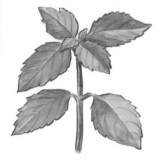

芸香科

唇形科

菊科

禾本科

桃金孃科

繖形科

薑科

胡椒科

馬鞭草科

橄欖科

松科

▌具抗老化功效

廣藿香原產於印度，耐寒性弱，喜歡炎熱的環境。其語源在坦米爾語中是「綠葉」的意思。在亞洲自古便被用來驅蟲，而在印度除了會利用來保護布料不受蟲啃食之外，也會用來製作線香。可以治療肌膚問題並具有再生力，因此能幫助熟齡肌膚抗老化。

對心靈 HEART 的功效

使情緒平靜、穩定

使情緒持續保持平穩的狀態。少量使用即可發揮深度鎮靜的效果。

【主要功效】
鎮靜、強化神經系統、抗憂鬱、提振情緒、催情

【適用】
壓力、不安、抑鬱、提升性慾

對身體 BODY 的功效

改善淋巴循環

由於可改善靜脈和淋巴的循環，因此有消除水腫的效果。

【主要功效】
疏通阻塞、強化靜脈、利尿、解熱

【適用】
靜脈瘤、水腫、怕冷

對肌膚 SKIN 的功效

非常適用於抗老化

對所有肌膚問題與護膚保養都能發揮效果。由於可使皮膚再生，尤其適合用來保養乾燥的熟齡肌膚。

【主要功效】
抗發炎、抗過敏、收斂、形成疤痕、治癒創傷、促進細胞生長、殺蟲

【適用】
熟齡肌膚、乾燥肌膚、皺紋、裂傷、皮膚炎、異位性皮膚炎、傷疤、驅蟲

💧 使用方式

芳香浴	嗅吸
冷熱敷	泡澡
美容	香水
按摩	

💧 調配建議

幾乎可和所有精油調和，尤其特別適合搭配香甜的花朵類精油。屬於後調且香氣濃郁，因此建議少量使用。

DATA

原料植物：廣藿香		種類：灌木	
學名：*Pogostemon cablin*			
科名：唇形科			
萃取部位：葉片（經過乾燥）		萃取方式：水蒸氣蒸餾法	
揮發度：後調			
香氣：**大地類**（香氣濃郁厚重且充滿東方情調，讓人聯想到土壤和墨汁）			
香氣強度：強			
主要產地：印度、印尼、斯里蘭卡			
主要成分：廣藿香醇、α-布藜烯、α-廣藿香烯、β-廣藿香烯、β-石竹烯、Norpatchoulenol、廣藿香酮			
使用注意事項：安全性高			

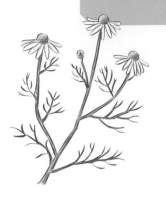

德國洋甘菊

▋擁有出色的抗發炎效果

原產於地中海沿岸的一年生草本植物，植株高度可長至60cm左右，會開出宛如雛菊、直徑約2cm的白花，花朵成熟後黃色的中央部位會隆起，白色花瓣則會下垂向後捲。德國洋甘菊是世界知名有益腸胃的香草茶原料。經過蒸餾後會形成名為母菊天藍烴的藍色成分，而這個成分具有出色的抗發炎功效。

對 心靈 HEART 的功效

舒緩壓力和煩躁

能平息煩躁的情緒和怒氣。比起心靈和精神層面，對於肉體方面的功效較多。

【主要功效】
鎮靜
【適用】
壓力、憤怒、歇斯底里

對 身體 BODY 的功效

抑制疼痛和發炎

可以有效緩解引發全身各種疼痛、發炎的症狀。適用於消化系統問題，以及可使用在肌肉、關節等產生疼痛、發炎的部位。

【主要功效】
止痛、抗發炎、解除痙攣、健胃、促進膽汁分泌、強肝、驅風、調節經期
【適用】
頭痛、坐骨神經痛、伴隨疼痛的消化不良、腸道脹氣、腹瀉、關節炎、風溼病、肌肉疲勞、肉體疲勞、肌肉痠痛、PMS、經痛

對 肌膚 SKIN 的功效

舒緩過敏症狀

由於能夠舒緩過敏症狀，建議用於產生過敏反應的肌膚、乾燥搔癢的肌膚，以及敏感肌膚。

【主要功效】
抗發炎與過敏、形成疤痕、治癒創傷
【適用】
異位性皮膚炎、曬傷、傷口、乾癬、褥瘡、接觸性皮膚炎

💧 使用方式

芳香浴	嗅吸
冷熱敷	泡澡
美容	香水
按摩	

💧 調配建議

可以與柑橘類、花朵類、樹木類的精油搭配。由於藥草氣味濃郁，可能會蓋過其他香氣，因此調配時建議少量使用。

DATA

原料植物：德國洋甘菊　　種類：草本	
學名：*Matricaria recutita*	
科名：菊科	
萃取部位：花　　萃取方式：水蒸氣蒸餾法	
揮發度：中調	
香氣：**花朵類＆藥草類**（帶有水果香氣和蘋果香甜濃郁的藥草氣味）香氣強度：強	
主要產地：英國、埃及、德國	
主要成分：母菊天藍烴、α-沒藥醇、α-沒藥醇氧化物A、α-沒藥醇氧化物B、α-沒藥酮氧化物、β-金合歡烯	
使用注意事項：對菊科過敏者應避免使用	

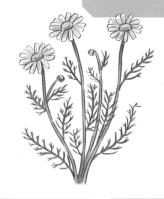

精油檔案

芸香科

唇形科

菊科

禾本科

桃金孃科

繖形科

薑科

胡椒科

馬鞭草科

橄欖科

松科

CHAMOMILE ROMAN
羅馬洋甘菊

▌使身心放鬆的香氣

原產於地中海沿岸，植株高度約為20～30cm，除了開花期之外，高度都很低矮，會像地毯一樣往旁邊擴展。雖然會開出白色花朵，不過不只是花，就連葉片也會散發蘋果的香氣。自古便被當成藥草使用，有助於神經系統和消化系統的運作，能夠放鬆身心，也具有護膚功效。

對 心靈 HEART 的功效

具有高度鎮靜效果

由於富含酯類，具有較強的鎮靜效果，能夠安撫興奮的神經。蘋果般的香氣很受孩子喜愛，因此也可用於兒童保健。

【主要功效】
鎮靜、強化神經系統、抑制中樞神經
【適用】
壓力、不安、抑鬱、失眠、躁動、興奮狀態

對 身體 BODY 的功效

可緩和壓力型症狀

適用於神經性的身體症狀，能夠緩解壓力造成的腸胃不適及頭痛。

【主要功效】
強化消化系統、健胃、強肝、促進膽汁分泌、解熱、止痛、解除痙攣、調節經期、抗發炎
【適用】
食慾不振、消化不良、腸道激躁症、腹瀉、PMS、經期問題、頭痛、壓力型氣喘

對 肌膚 SKIN 的功效

適用於敏感肌＆乾燥肌

適合保養敏感肌膚和乾燥肌膚，能夠在肌膚產生過敏反應時發揮舒緩功效。

【主要功效】
治癒創傷、抗發炎、抗過敏
【適用】
乾燥＆敏感＆泛紅肌、皮膚炎、乾癬

💧 使用方式

芳香浴	嗅吸
冷熱敷	泡澡
美容	香水
按摩	

💧 調配建議

可以與柑橘類、花朵類、香草類、樹木類的精油搭配，不過因為香氣濃郁，調配時建議少量使用。

DATA

原料植物：羅馬洋甘菊	種類：草本（多年生草本）
學名：*Anthemis nobilis*	
科名：菊科	
萃取部位：花	萃取方式：水蒸氣蒸餾法
揮發度：中調	
香氣：**花朵類＆香草類**（蘋果般香甜的水果氣味。溫暖的香草植物氣味）　香氣強度：強	
主要產地：英國、義大利、法國	
主要成分：歐白芷酸異丁酯、歐白芷酸丁酯、白芷酸異戊酯、α-蒎烯、萜品油烯、母菊天藍烴、松香芹酮	
使用注意事項：對菊科過敏者應避免使用	

西洋蓍草

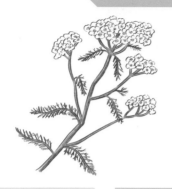

▍自古便被用來治療傷口

原產於歐洲，廣泛分布於北半球的溫帶，植株高度約60cm。外觀筆直挺立，會變得像樹木一般堅硬。自古便是著名的傷藥，因為在希臘神話中，阿基里斯曾用它來治療傷口而被稱為「士兵的藥草」。可有效治療割傷和疼痛。

對 心靈 HEART 的功效

少量使用即有鎮靜效果

雖然比起心靈和精神層面，對於肉體方面的功效較多，不過少量使用即可發揮鎮靜效果。

【主要功效】
鎮靜

【適用】
失眠、心痛、精神疲勞、壓力

對 身體 BODY 的功效

抑制疼痛及發炎

由於和德國洋甘菊（p.76）一樣含豐富的母菊天藍烴，因此可舒緩疼痛及發炎症狀。

【主要功效】
強化消化系統、健胃、解除痙攣、降血壓、止痛、抗發炎、抗風溼病、抗病毒、去痰

【適用】
消化不良、便祕、經痛、高血壓、靜脈瘤、關節炎、扭傷、感冒、咳嗽

對 肌膚 SKIN 的功效

可治療割傷

有治療傷口的效果。建議用於容易產生過敏反應的肌膚、乾燥搔癢的肌膚、敏感肌膚。

【主要功效】
收斂、抗發炎、治癒創傷、抗過敏

【適用】
燒燙傷、割傷、起疹子、皮膚炎

使用方式

芳香浴	嗅吸
冷熱敷	泡澡
美容	香水
按摩	

調配建議

可以與柑橘類、藥草類、香草類、樹木類的精油搭配，不過因為香氣濃郁，調配時建議少量使用。主要作為藥用。

DATA

原料植物：西洋蓍草	種類：草本（多年生草本）
學名：*Achillea millefolium*	
科名：菊科	
萃取部位：花和葉	萃取方式：水蒸氣蒸餾法
揮發度：中調	
香氣：藥草類（結合樟腦般的味道和綠意調的香草植物氣味）香氣強度：中	
主要產地：匈牙利、法國	
主要成分：檜烯、母菊天藍烴、β-月桂烯、β-蒎烯、樟腦、大根香葉烯D、萜品烯、龍腦、乙酸龍腦酯、1.8桉油醇、側柏酮	
使用注意事項：・對菊科過敏者應避免使用 ・由於含有少量酮類的α-側柏酮，有可能會產生神經毒性，因此須少量使用	

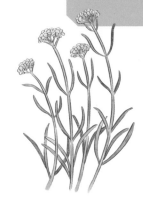

IMMORTELLE
永久花

▋治療撞傷和瘀青

生長在地中海沿岸的乾燥沙地上，屬於擁有許多野生種的灌木植物。即使身處貧瘠荒地也能綻放的鮮黃色花朵，就算經過乾燥仍能保有原本的顏色和形狀，因而獲得 Immortelle 這個法文名稱（Immortelle=不死）。可以有效治療撞傷和瘀青。別名為「蠟菊」。

芸香科

唇形科

菊科

禾本科

桃金孃科

繖形科

薑科

胡椒科

馬鞭草科

橄欖科

松科

對 心靈 HEART 的功效

放鬆心情

當無法表露自身情感，整顆心變得冰冷而壓抑時，能夠發揮放鬆的效果。

【主要功效】
鎮靜、強化神經系統

【適用】
壓力、抑鬱、神經敏感

對 身體 BODY 的功效

抑制血腫

尤其能夠在撞傷時抑制內出血，避免瘀青產生。由於可抑制血腫，在照護老人與病患時也能發揮助益。

【主要功效】
抑制血腫、抗凝血、淨化、疏通靜脈阻塞、抗發炎、止痛、利尿、止咳、去痰

【適用】
撞傷、瘀青、水腫、靜脈瘤、防止血栓、咳嗽、鼻竇炎、支氣管炎

對 肌膚 SKIN 的功效

照護接觸性皮膚炎和傷口

由於能夠緩解發炎、使肌膚再生，因此適合用來照護接觸性皮膚炎和傷口。

【主要功效】
抗發炎、形成疤痕、抗組織胺、形成上皮組織

【適用】
燒燙傷、異位性皮膚炎、濕疹

💧 使用方式

芳香浴	嗅吸
冷熱敷	泡澡
美容	香水
按摩	

💧 調配建議

可以與柑橘類、其他菊科、樹木類的精油互相搭配。主要作為藥用。

DATA

原料植物：永久花　　種類：灌木

學名：*Helichrysum italicum*

科名：菊科

萃取部位：花　　萃取方式：水蒸氣蒸餾法

揮發度：中調

香氣：藥草類（類似蜂蜜的獨特香甜氣味）　　香氣強度：強

主要產地：法國（科西嘉島）、義大利

主要成分：乙酸橙花酯、橙花醇、丙酸橙花酯、α-蒎烯、β-蒎烯、d-檸檬烯、義大利酮

使用注意事項：對菊科過敏者應避免使用

香茅

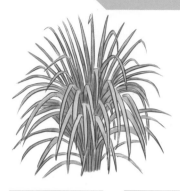

用於除臭和驅蟲

主要栽種於斯里蘭卡，生命力非常強韌，可長至1m左右的高度。和檸檬香茅（p.81）、玫瑰草（p.82）為近親種，在斯里蘭卡與印度一直以來都被用於治療割傷、驅蟲、驅除寄生蟲。栽培上分為錫蘭種和爪哇種，2種都有很好的防蟲效果，非常適合用來驅蟲。

對 心靈 HEART 的功效

令心情開朗、充滿活力

如檸檬般的清爽香氣，能夠在沮喪時令心情開朗、打起精神。

【主要功效】
強化神經系統、鎮靜、提振情緒、抗憂鬱

【適用】
抑鬱、沮喪、精神疲勞

對 身體 BODY 的功效

促進消化

可以舒緩肌肉疲勞、肩頸僵硬、腰痛。對於促進消化、驅除腸道寄生蟲也具有效果。

【主要功效】
解除痙攣、止痛、利尿、刺激消化系統、健胃、驅蟲

【適用】
肌肉痠痛、肩頸僵硬、腰痛、消化不良、寄生蟲

對 肌膚 SKIN 的功效

夏天的驅蟲妙方

夏天驅蟲和抑制體味的效果非常出色。

【主要功效】
除臭、驅除昆蟲、殺蟲、抗發炎

【適用】
體味、多汗症、驅蟲、蚊蟲叮咬

💧 使用方式

芳香浴	嗅吸
冷熱敷	泡澡
美容	香水
按摩	

💧 調配建議

可以與柑橘類、藥草類、香草類、樹木類、辛香料類的精油搭配。由於香氣的特色強烈，建議少量使用。

DATA

原料植物：香茅	種類：草本（多年生草本）
學名：（錫蘭種）*Cymbopogon nardus* （爪哇種）*Cymbopogon winterianus*	
科名：禾本科	
萃取部位：葉片	萃取方式：水蒸氣蒸餾法
揮發度：中調	
香氣：**柑橘類**（檸檬般的清爽香氣）	香氣強度：中
主要產地：斯里蘭卡、印度、印尼	
主要成分：香茅醛、香葉醇、香茅醇、d-檸檬烯、莰烯、乙酸香茅酯、乙酸香葉酯、β-石竹烯	
使用注意事項：具輕微的皮膚致敏性	

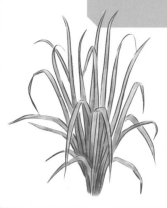

LEMONGRASS
檸檬香茅

精油檔案

芸香科

唇形科

菊科

禾本科

桃金孃科

繖形科

薑科

胡椒科

馬鞭草科

橄欖科

松科

▌消除精神疲勞與肌肉疲勞

東南亞料理不可或缺的香草，原產於印度。分為東印度種和西印度種，兩者的差別在於特色成分檸檬醛的含量。在印度的傳統醫學阿育吠陀中，除了被用來治療傳染病與當成解熱劑、殺蟲劑使用，也能作為清潔劑的香料。

對 心靈 HEART 的功效

讓疲憊的心恢復元氣

能夠使心情開朗、提振疲憊的心靈，並且帶來專注力和活力。

【主要功效】
刺激精神、強化神經系統、抗憂鬱、鎮靜

【適用】
精神疲勞、注意力散漫、抑鬱、神經疲勞

對 身體 BODY 的功效

緩解肌肉疲勞和疼痛

可促進消化及舒緩腸胃不適。由於也有很好的止痛效果，建議可用來緩解運動造成的肌肉疲勞和受傷、撞傷、扭傷、肩頸僵硬、腰痛、肌肉痠痛等。

【主要功效】
強化消化系統、驅風、擴張血管、強化肌肉、止痛、解熱、殺蟲、抗病毒

【適用】
消化不良、腸胃炎、食慾不振、腸道脹氣、肌肉疲勞＆僵硬＆痠痛、肩頸僵硬、腰痛、扭撞傷、預防傳染病

對 肌膚 SKIN 的功效

消除老人味

有除臭效果，尤其可有效消除老人味。

【主要功效】
防蟲、除臭、抗發炎、收斂、抗真菌

【適用】
老人味、青春痘、油性肌膚、香港腳

💧 **使用方式**

芳香浴	嗅吸
冷熱敷	泡澡
美容	香水
按摩	

💧 **調配建議**

可以與柑橘類、藥草類、香草類、樹木類、辛香料類的精油搭配，不過由於香氣的特色強烈，建議少量使用。

DATA

原料植物：檸檬香茅	種類：草本（多年生草本）
學名：（東印度種）*Cymbopogon flexuosus*	
（西印度種）*Cymbopogon citratus*	
科名：禾本科	
萃取部位：葉片	萃取方式：水蒸氣蒸餾法
揮發度：中調	
香氣：**柑橘類**（比檸檬更為強烈的柑橘類香氣）	香氣強度：強
主要產地：印度、印尼、斯里蘭卡、不丹、西印度群島	
主要成分：檸檬醛（香葉醛＋橙花醛）、香茅醛、香葉醇、芳樟醇、乙酸香葉酯、月桂烯	
使用注意事項：由於具皮膚刺激性及皮膚致敏性，使用濃度須在1%以下。2歲以下的嬰幼兒應避免使用	

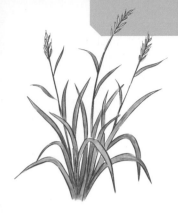

玫瑰草

▌帶有類似玫瑰的花香味

原產於印度，自然生長在喜馬拉雅山脈周邊的濕地，是檸檬香茅（p.81）和香茅（p.80）的近親種。玫瑰草這個名稱的由來，是因為其香氣和玫瑰（p.124）很相似。另外，因為香氣也和天竺葵（p.123）很像，所以也被稱為「印度天竺葵」。

對 心靈 HEART 的功效

讓心靈保持平衡

能夠緩和不安的情緒讓心靈保持平衡，並且產生積極正面的心態。

【主要功效】
鎮靜、提振情緒、強化神經系統

【適用】
不安、壓力、緊張、擔憂、穩定並維持心靈的平衡

對 身體 BODY 的功效

增進食慾與刺激免疫

可刺激並增進食慾，也能促進消化。另外，因為也能保護身體不受病毒及細菌侵害，所以除了感冒之外，對於預防膀胱炎等感染症也有效。

【主要功效】
強化消化系統、抗病毒、殺菌、解熱、強化免疫系統、止痛

【適用】
食慾不振、消化不良、胃痛、膀胱炎、尿道炎、預防感染症

對 肌膚 SKIN 的功效

萬用的護膚品

可調節肌膚的皮脂分泌，適用於保養所有膚質。由於可促使皮膚再生，對於乾燥的熟齡肌膚也有效。

【主要功效】
促進細胞生長、調節皮脂平衡、殺菌、消毒、收斂

【適用】
熟齡肌膚、乾燥肌膚、油性肌膚、青春痘、皮膚炎

💧 使用方式

芳香浴	嗅吸
冷熱敷	泡澡
美容	香水
按摩	

💧 調配建議

可以與柑橘類、香草類、花朵類、樹木類、辛香料類的精油搭配。若與玫瑰或天竺葵精油混合，玫瑰的氣味會更濃郁。

DATA

原料植物：玫瑰草	種類：草本（多年生草本）
學名：*Cymbopogon martinii*	
科名：禾本科	
萃取部位：葉片	萃取方式：水蒸氣蒸餾法
揮發度：中調	
香氣：**花朵類**（玫瑰般的香甜草味）	香氣強度：中
主要產地：印度、尼泊爾、斯里蘭卡、越南、馬達加斯加	
主要成分：香葉醇、乙酸香葉酯、芳樟醇、香葉醛、β-月桂烯	
使用注意事項：由於具輕微的皮膚致敏性，因此建議稀釋使用	

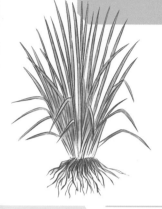

VETIVER
岩蘭草

精油檔案

芸香科

唇形科

菊科

禾本科

桃金孃科

繖形科

薑科

胡椒科

馬鞭草科

橄欖科

松科

▌常作為香水原料

原產於印度等熱帶地區，在日照充足的肥沃土地上，好幾株岩蘭草會形成龐大的植株，保護土讓。葉片的香氣很淡，根部則帶有濃郁的氣味，萃取出來的精油呈現濕潤土壤般的味道。可以和各種精油搭配且持香度高，因此有許多香水品牌都將其作為香水的原料。

對 心靈 HEART 的功效

消除緊張，深度鎮靜

可消除緊張，發揮深度鎮靜的效果。因為會大範圍扎根，所以能夠與大地產生連結，使精神穩定。

【主要功效】
鎮靜、強化神經系統

【適用】
緊張、巨大壓力、安定精神、精神疲勞、筋疲力盡時

對 身體 BODY 的功效

調節女性荷爾蒙

可以平穩地改善血液循環。因為還能調節女性荷爾蒙，對於更年期的保養和舒緩PMS等也有效。

【主要功效】
強化循環系統、恢復血色、抗痙攣、調節經期、調節荷爾蒙

【適用】
肉體疲勞、肩頸僵硬、風溼病、血液循環不良、PMS、更年期保養

對 肌膚 SKIN 的功效

具抗老化效果

療癒疲憊粗糙的肌膚，促使皮膚再生。尤其有助於乾燥肌膚抗老化。

【主要功效】
促進細胞生長、調節皮脂平衡

【適用】
熟齡肌膚、乾燥肌膚

💧 使用方式

芳香浴	嗅吸
冷熱敷	泡澡
美容	香水
按摩	

💧 調配建議

幾乎可和所有精油調和。雖然能作為讓香氣持久的保留劑，但是因為氣味強烈，建議少量使用。

DATA

原料植物：岩蘭草	種類：草本（多年生草本）
學名：*Vetiveria zizanioides*	
科名：禾本科	
萃取部位：根	萃取方式：水蒸氣蒸餾法
揮發度：後調	
香氣：**大地類**（宛如濕潤泥土般厚重、沉穩的煙燻氣味。帶有些許甜味） 香氣強度：強	
主要產地：印度、印尼、斯里蘭卡、海地、馬達加斯加、中國	
主要成分：岩蘭草醇、α-岩蘭草酮、β-岩蘭草酮、客烯酮	
使用注意事項：安全性高	

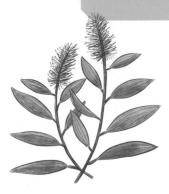

CAJUPUT
白千層

可作為天然的抗生素

原產於東南亞，樹高可達30m的熱帶樹木。樹皮呈白色，又被稱為「白茶樹」，作用和茶樹（p.87）相似。在東南亞和中國自古便被當成藥物，用來預防傳染病及作為消毒劑、止痛藥，甚至還曾經用於治療霍亂。17世紀初由荷蘭人帶入歐洲。

對 **心靈** HEART 的功效	### 可激發幹勁 能夠使心態變得正面積極，產生幹勁。	【主要功效】 強化神經系統 【適用】 無精打采、倦怠
對 **身體** BODY 的功效	### 對抗傳染病 具有殺菌消毒的作用，可對抗傳染病。亦有助於緩解呼吸不順，可有效預防鼻竇炎和支氣管炎，由於還有很好的止痛效果，因此也能夠舒緩肌肉、關節等的疼痛。	【主要功效】 強化呼吸系統、刺激免疫系統、抗病毒、殺菌、解熱止痛、發汗、去痰、抗黏膜炎、解除痙攣、抗寄生蟲 【適用】 感冒初期、流感、咳嗽、氣喘、支氣管炎、流鼻水、鼻竇炎、經痛、膀胱炎、關節炎、肌肉痠痛、腸道寄生蟲
對 **肌膚** SKIN 的功效	### 緩解蚊蟲叮咬的搔癢感 可緩解皮膚的感染症，以及蚊蟲叮咬造成的搔癢感。	【主要功效】 殺菌、消毒、防蟲、發汗、抗真菌、在接受放射線治療時保護皮膚 【適用】 皮膚感染症、蚊蟲叮咬、油性肌膚、青春痘

使用方式

芳香浴	嗅吸
冷熱敷	泡澡
美容	香水
按摩	

調配建議

可以與柑橘類、迷迭香（p.73）和百里香（p.69）等藥草類、香草類、樹木類、同為桃金孃科的精油搭配。

DATA

原料植物：白千層	種類：木本
學名：*Melaleuca cajuputi*	
科名：桃金孃科	
萃取部位：葉和嫩枝	萃取方式：水蒸氣蒸餾法
揮發度：前調	
香氣：**樹木類**（清爽且清新的樟腦氣味。比尤加利和茶樹來得溫和） 香氣強度：中	
主要產地：印尼、菲律賓、澳洲	
主要成分：1.8桉油醇、α-萜品醇、乙酸萜品酯、α-蒎烯、d-檸檬烯、芳樟醇、萜品烯-4-醇	
使用注意事項：由於富含1.8桉油醇，嬰幼兒應避免使用	

MYRTLE
香桃木

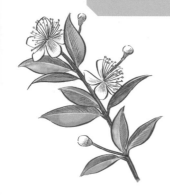

▌穩定發揮作用的精油

原產於地中海沿岸地區，因為會開出類似梅花的白花，所以又名「銀梅花」。自古便深受喜愛，安地斯山脈的高地也是產地之一。香桃木的香氣會隨產地而有很大的差異。最大的特徵是會像尤加利（p.88）一樣穩定地發揮作用而不刺激，因此放鬆效果很好。

對 心靈 HEART 的功效

幫助入睡

可以緩和不安，平息怒氣。也能發揮放鬆效果，幫助安穩入睡。

【主要功效】
鎮靜、提振情緒、淨化
【適用】
不安、憤怒、安眠

對 身體 BODY 的功效

有助對抗孩童的傳染病

由於會像尤加利一樣穩定地發揮作用而不造成刺激，因此孩童也能放心使用。對抗傳染病的同時，不具藥味的香氣也能發揮放鬆效果。

【主要功效】
抗感染、去痰、抗黏膜炎、抗菌、殺菌、止痛、暖身
【適用】
對抗傳染病、預防感冒、支氣管炎、咳嗽、鼻竇炎、流鼻水、氣喘、膀胱炎

對 肌膚 SKIN 的功效

保養油性肌膚

由於可淨化並緊實肌膚，用來保養毛孔粗大的肌膚和油性肌膚很有效果。

【主要功效】
消毒、殺菌、收斂、皮膚再生
【適用】
青春痘、油性肌膚、敏感肌膚

💧 使用方式

芳香浴	嗅吸
冷熱敷	泡澡
美容	香水
按摩	

💧 調配建議

與薰衣草（p.58）、柑橘類精油特別契合，此外也能和同為桃金孃科的精油、樹木類、辛香料類搭配。

DATA

原料植物：香桃木（銀梅花）	種類：木本
學名：*Myrtus communis*	
科名：桃金孃科	
萃取部位：葉和嫩枝（某些地區還有花朵）	萃取方式：水蒸氣蒸餾法
揮發度：前～中調	
香氣：**樹木類**（帶有甜美的草本調，以及類似澳洲尤加利的溫和樟腦氣味）	香氣強度：中
主要產地：突尼西亞、摩洛哥、法國、秘魯	
主要成分：α-蒎烯、1.8桉油醇、乙酸香桃木酯、d-檸檬烯、香葉醇、芳樟醇、乙酸香葉酯	
使用注意事項：安全性高	

芸香科

唇形科

菊科

禾本科

桃金孃科

繖形科

薑科

胡椒科

馬鞭草科

橄欖科

松科

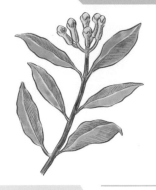

CLOVE
丁香

▌自古便是治療牙齒的止痛藥

原產於印尼，樹齡將近150年。經常被當成香料，用於料理和點心之中。從西元前開始就被用於治療消化器官和預防傳染病，另外也被當成口腔內部的麻醉和止痛藥，用來治療牙齒。如今則常和肉桂（p.119）、沒藥（p.104）、柳橙（p.48）一起做成聖誕香氛。別名「丁子」。

對 心靈 HEART 的功效

強化心靈

帶有刺激性的香氣能夠提振心情。

【主要功效】
刺激精神、刺激神經系統、催情

【適用】
精神疲勞、衰弱、心理創傷、提升性慾

對 身體 BODY 的功效

具麻醉效果，可以止痛

消毒效果很強，可以預防口腔內部的感染症。另外也具備良好的麻醉和止痛效果，能夠有效緩解疼痛。

【主要功效】
消毒、抗病毒、麻醉、抗神經痛、止痛、驅蟲、健胃、驅風、解除痙攣、暖身

【適用】
預防傳染病、牙痛、食物中毒、消化不良、想吐、腸道脹氣、神經痛、關節炎、怕冷

對 肌膚 SKIN 的功效

治療香港腳

對於香港腳、白癬等真菌引起的症狀有效。由於對皮膚、黏膜的刺激性很強，因此必須稀釋並少量使用。

【主要功效】
抗真菌、消毒

【適用】
香港腳、蚊蟲叮咬、白癬

💧 使用方式

芳香浴	嗅吸
冷熱敷	泡澡
美容	香水
按摩	

💧 調配建議

可以與柑橘類、花朵類、藥草類、樹木類、樹脂類、辛香料類的精油搭配。尤其和柳橙非常契合。

DATA

原料植物：丁香　　種類：木本	
學名：*Eugenia caryophyllata*	
科名：桃金孃科	
萃取部位：花蕾　　萃取方式：水蒸氣蒸餾法	
揮發度：前～中調	
香氣：辛香料類（強烈而辛辣的刺激性氣味）　　香氣強度：強	
主要產地：馬達加斯加、印尼、斯里蘭卡	
主要成分：丁香油酚、β-石竹烯、乙酸丁香酯、石竹烯氧化物	
使用注意事項：・由於對皮膚和黏膜的刺激很強烈，敏感肌膚者、嬰幼兒、兒童、孕婦應避免使用 ・外用雖無毒性，但是按摩和塗抹精油時，使用濃度須在1%以下	

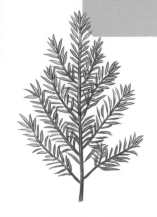

精油檔案

芸香科

唇形科

菊科

禾本科

桃金孃科

繖形科

薑科

胡椒科

馬鞭草科

橄欖科

松科

TEA TREE
茶樹

▌用途廣泛的天然藥物

自然生長於澳洲的常綠樹，會生長在日照充足的場所。澳洲的原住民將其視為萬用藥，和尤加利（p.88）一樣深受愛用。這種植物的生命力非常強，生長速度也很快。分布範圍廣，萃取出的精油是用途廣泛的天然藥劑。

對 心靈 HEART 的功效

找回企圖心

能夠使頭腦清晰，找回企圖心，並激發幹勁。

【主要功效】
頭腦清晰、強化神經系統
【適用】
精神疲勞、想要提起幹勁、頭腦渾沌、無精打采

對 身體 BODY 的功效

對抗傳染病和花粉症

由於具出色的抗菌效果，還能刺激免疫系統，因此可有效對抗呼吸系統的傳染病和花粉症。有助於預防疾病，以及提升病後復原期的免疫力。

【主要功效】
抗菌、抗病毒、去痰、刺激免疫系統
【適用】
感冒、支氣管炎、咳嗽、帶狀皰疹、單純皰疹、氣喘、鼻竇炎、膀胱炎、念珠菌感染

對 肌膚 SKIN 的功效

護理青春痘

淨化肌膚的能力很強，可有效治療肌膚的感染症狀。對於護理青春痘和保養頭皮也有效。

【主要功效】
抗菌、殺菌、抗真菌、殺蟲、形成疤痕、在接受放射線治療時保護皮膚
【適用】
香港腳、白癬、青春痘、蚊蟲叮咬、搔癢、皮膚炎、曬傷、頭皮屑

使用方式

芳香浴	嗅吸
冷熱敷	泡澡
美容	香水
按摩	

調配建議

可以與柑橘類、同為桃金孃科的精油、薰衣草（p.58）、迷迭香（p.73）等搭配。

DATA

原料植物：茶樹　　種類：木本
學名：*Melaleuca alternifolia*
科名：桃金孃科
萃取部位：葉片　　萃取方式：水蒸氣蒸餾法
揮發度：前調
香氣：**樹木類**（清爽清新的濃烈氣味）　　香氣強度：中
主要產地：澳洲、南非
主要成分：萜品烯-4-醇、γ-萜品烯、α-萜品烯、1.8桉油醇、α-萜品醇、芳樟醇、α-蒎烯、d-檸檬烯
使用注意事項：因容易氧化，須小心保管。氧化後對皮膚的刺激性會提高

Eucalyptus
尤加利

[藍膠尤加利、澳洲尤加利、
史密斯尤加利、檸檬尤加利]

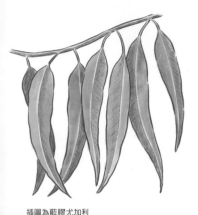

插圖為藍膠尤加利

▋使呼吸順暢的清爽氣味

　　原產於澳洲、塔斯馬尼亞島等地，據說種類超過700種。生長速度快，有些甚至可長成超過70m的巨木。澳洲的森林裡大部分都是尤加利樹，而澳洲原住民過去會使用尤加利葉來治療傷口。

　　主要作為精油在市面上流通的尤加利有4種，其中流通量最大、最多人利用的是藍膠尤加利。藍膠尤加利的消毒和去痰效果最好。氣味柔和的澳洲尤加利因為效果溫和，很適合孩童使用。史密斯尤加利的氣味清新，多半栽種於南非。檸檬尤加利帶有濃郁的檸檬香氣，主要具有抗發炎作用，建議用來舒緩肌肉疲勞。

對 心靈 HEART 的功效

具提振精神的效果

當精神上感到快要窒息時，可以趕走憂鬱的情緒，激發幹勁。

【主要功效】
強化神經系統、頭腦清晰
【適用】
缺乏幹勁、無精打采、專注力不足

對 身體 BODY 的功效

治療帶有痰的咳嗽

由於可提升呼吸道功能，適用於治療初期感冒和帶有痰的咳嗽。檸檬尤加利的1.8桉油醇含量較少，因此是對局部止痛而非呼吸系統有效。

【主要功效】
去痰、止咳、解熱、抗病毒、抗黏膜炎、止痛、暖身、強化免疫系統、抗發炎
【適用】
（藍膠、澳洲、史密斯）咳嗽、流鼻水、感冒、流感、鼻竇炎、花粉症、支氣管炎、關節炎、肌肉疲勞
（檸檬）肌肉痠痛、肩頸僵硬、關節炎

對 肌膚 SKIN 的功效

治療割傷和燒燙傷

除了對割傷、燒燙傷具有療效，另外也有驅蟲效果。

【主要功效】
（藍膠、澳洲、史密斯）治癒創傷、形成疤痕、抗發炎
（檸檬）防蟲、抗真菌、抗發炎
【適用】
燒燙傷、割傷、蚊蟲叮咬、驅蟲

精油檔案

芸香科

唇形科

菊科

禾本科

桃金孃科

繖形科

薑科

胡椒科

馬鞭草科

橄欖科

松科

尤加利堪稱是無尾熊的營養主食

無尾熊是以尤加利葉為主食，連水幾乎都不喝，而且只吃尤加利之中，氣味較不強烈的幾種尤加利嫩葉。除了水分之外，牠們還能從尤加利葉中獲取蛋白質等養分，因此尤加利對無尾熊而言堪稱是囊括所需營養的完美主食。

尤加利是耐久性強的木材資源

尤加利樹的生長速度相當快，除了精油之外，也是燃料等的商業資源，因此亦有受到大規模的人為栽培。目前南非和衣索比亞的森林裡多半都是尤加利樹，其中沉重堅硬且耐久性佳的種類則被當成木材資源使用。

使用方式

芳香浴　　嗅吸
冷熱敷　　泡澡
美容　　香水
按摩

調配建議

可以與柑橘類、辛香料類、樹脂類、其他桃金孃科的精油搭配。檸檬尤加利的香氣濃郁，建議少量使用。若想讓氣味更加迷人，建議可以混入澳洲尤加利。

DATA

原料植物	藍膠尤加利、澳洲尤加利、史密斯尤加利、檸檬尤加利
種類	木本
學名	（藍膠尤加利）*Eucalyptus globulus* （澳洲尤加利）*Eucalyptus radiata* （史密斯尤加利）*Eucalyptus smithii* （檸檬尤加利）*Eucalyptus citriodora*
科名	桃金孃科
萃取部位	葉片　　萃取方式：水蒸氣蒸餾法
揮發度	前調
香氣	（藍膠、澳洲、史密斯） 樹木類（藍膠、史密斯是強烈的藥味，澳洲是溫和舒服的樟腦氣味） （檸檬） 樹木類&柑橘類（檸檬般的香氣和帶有刺激感的綠意調氣味）
香氣強度	（藍膠、檸檬）強 （澳洲、史密斯）中
主要產地	澳洲、西班牙、葡萄牙、南非、巴西、中國、印尼
主要成分	（藍膠）1.8桉油醇、藍膠醇、α-蒎烯 （澳洲）α-蒎烯、1.8桉油醇、d-檸檬烯 （史密斯）d-檸檬烯、香芹酮、1.8桉油醇 （檸檬）香茅醛、香茅醇、香葉醇、薄荷酮
使用注意事項	嬰幼兒、孕婦應避免使用

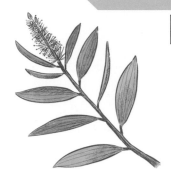

NIAOULI
綠花白千層

[桉油醇綠花白千層、
橙花叔醇綠花白千層]

▌和茶樹同為天然藥物

原產於新喀里多尼亞，樹高可達20～30m的常綠樹，生長於澳洲的品種則較為嬌小。兩者皆喜歡濕地，會生長在日照充足的地方。有桉油醇和橙花叔醇等化學型（p.22）。使用方式和茶樹（p.87）、尤加利（p.84）相同，適合用來淨化空氣，對抗傳染病和保養呼吸道。

對 心靈 HEART 的功效

提振精神

能夠轉換並提振情緒，提升專注力。

【主要功效】
強化神經系統

【適用】
壓力、專注力不足

對 身體 BODY 的功效

對抗傳染病

抗菌力、殺菌力和茶樹一樣優秀。因為也能刺激免疫系統，可有效對抗呼吸道方面的傳染病。

【主要功效】
去痰、抗黏膜炎、抗病毒、抗菌、強化免疫系統、抗痙攣、抗風溼病、類荷爾蒙*
＊CT橙花叔醇具備的功效。

【適用】
咳嗽、帶狀皰疹、單純皰疹、預防傳染病、膀胱炎、風溼病、關節炎、肌肉疲勞

對 肌膚 SKIN 的功效

治療燒燙傷和青春痘

由於不會刺激皮膚，適合用來治療輕度傷口和淨化皮膚。對於護理青春痘也有效果。

【主要功效】
治癒創傷、抗發炎、殺菌、在接受放射線治療時保護皮膚

【適用】
濕疹、青春痘、疔瘡、頭皮保養

🌢 使用方式

芳香浴	嗅吸
冷熱敷	泡澡
美容	香水
按摩	

💧 調配建議

和柑橘類、藥草類、樹木類、辛香料類精油及茶樹（p.87）很契合。

DATA

原料植物：綠花白千層　　種類：木本
學名：*Melaleuca quinquenervia*（有CT桉油醇、CT橙花叔醇等數種化學型）
科名：桃金孃科
萃取部位：葉片　　萃取方式：水蒸氣蒸餾法
揮發度：前調
香氣：樹木類（清爽的樟腦氣味。桉油醇較為清新，橙花叔醇則較為香甜）　　香氣強度：弱
主要產地：新喀里多尼亞、澳洲、馬達加斯加
主要成分：（桉油醇）1.8桉油醇、α-萜品醇（橙花叔醇）橙花叔醇、芳樟醇、綠花白千層醇
使用注意事項：安全性較高，但孕婦、嬰幼兒仍應避免使用

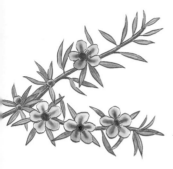

麥蘆卡

精油檔案

芸香科

唇形科

菊科

禾本科

桃金孃科

繖形科

薑科

胡椒科

馬鞭草科

橄欖科

松科

▎殺菌力不遜於茶樹

原產於紐西蘭的常綠樹，原住民毛利族自古便將其當成藥草用來治療傷口和解熱等，麥蘆卡在毛利語中是「療癒」的意思。從麥蘆卡的花中取得的麥蘆卡蜂蜜對腸胃十分有益。據說麥蘆卡擁有比茶樹（p.87）更強的殺菌力，是用途非常廣泛的天然抗生素。

對 心靈 HEART 的功效

緩和憂鬱的情緒

療癒精神疲勞，緩和憂鬱的情緒，讓心靈保持平衡。

【主要功效】
強化神經系統、強化精神
【適用】
精神疲勞、震驚、憤怒

對 身體 BODY 的功效

使呼吸順暢

適用於對抗傳染病，使呼吸順暢的同時也能強化免疫系統。可舒緩疼痛和緊繃的身體。

【主要功效】
強大的殺菌力、去痰、抗病毒、止痛、抗組織胺、抗發炎
【適用】
預防傳染病、感冒、花粉症、帶狀皰疹、頭痛、過敏性鼻炎、胃痛、肌肉痠痛

對 肌膚 SKIN 的功效

清潔肌膚

能夠舒緩發炎症狀，促使皮膚再生。因為還擁有強大的殺菌力，可使肌膚保持清潔。如今也是備受矚目的化妝品原料之一。

【主要功效】
抗真菌、殺菌、抗發炎、抗組織胺、皮膚再生
【適用】
香港腳、濕疹、疥癬、褥瘡、搔癢、青春痘

💧 使用方式

芳香浴	嗅吸
冷熱敷	泡澡
美容	香水
按摩	

💧 調配建議

可以與柑橘類、藥草類、樹木類、辛香料類、同為桃金孃科的精油搭配。

DATA

原料植物：麥蘆卡	種類：木本
學名：*Leptospermum scoparium*	
科名：桃金孃科	
萃取部位：葉片	萃取方式：水蒸氣蒸餾法
揮發度：前〜中調	
香氣：**樹木類**（輕盈甜美的藥味）	香氣強度：中
主要產地：紐西蘭	
主要成分：纖精醇、反式菖蒲烯、β-石竹烯、Flavesone、三酮	
使用注意事項：安全性高	

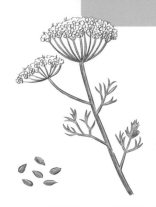

洋茴香籽

▌可調理婦科問題

栽種於法國、西班牙等地，種子常被當成香料用來替點心、利口酒增添香氣。古埃及也曾將其作為藥物使用。約占精油90%的成分「反式洋茴香腦」具有鎮靜作用及類似雌激素的效果，因此可有效緩和女性婦科方面的症狀，像是經痛、更年期不適等等。

對 心靈 HEART 的功效

緩和緊張

可舒緩緊張，使心情平靜。因為鎮靜效果很強，只需使用一滴即可。

【主要功效】
強大的鎮靜效果、強化神經系統、強化精神

【適用】
壓力、緊張、失眠、不安

對 身體 BODY 的功效

緩解月經及更年期症狀

由於功效類似女性荷爾蒙的雌激素，可有效緩解經痛這類女性特有的症狀，以及熱潮紅等更年期問題。另外還可促進消化，對呼吸道症狀也有幫助。

【主要功效】
類雌激素、發奶、促進消化、驅風、去痰

【適用】
經痛、更年期相關症狀、消化不良、腸道脹氣、咳嗽、支氣管炎

💧 使用方式

芳香浴	嗅吸
冷熱敷	泡澡
美容	香水
按摩	

💧 調配建議

可以與柑橘類、辛香料類、樹木類，以及其他繖形科的精油搭配。

DATA

原料植物：洋茴香	種類：草本
學名：*Pimpinella anisum*	
科名：繖形科	
萃取部位：種子	萃取方式：水蒸氣蒸餾法
揮發度：中調	
香氣 香氣強度：中	**辛香料類＆藥草類**（甜美又辛辣，帶有刺激感的清爽氣味）
主要產地：法國、西班牙、義大利	
主要成分：反式洋茴香腦、甲基醚蔞葉酚、茴香醚、芳樟醇、茴香醛、γ-雪松烯	
使用注意事項：	・因含有會致癌的甲基醚蔞葉酚，須少量使用 ・因含有反式洋茴香腦，受雌激素影響而罹患子宮肌瘤等疾病的患者、孕婦、哺乳婦女請勿使用 ・嬰幼兒請勿使用

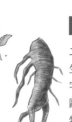

ANGELICA
歐白芷

[歐白芷籽、歐白芷根]

精油檔案

芸香科

唇形科

菊科

禾本科

桃金孃科

繖形科

薑科

胡椒科

馬鞭草科

橄欖科

松科

▌被稱為天使的藥草

二年生草本植物，根部相當碩大。會開出白色花朵，之後才產生種子。精油是分別從種子和根部萃取出來。Angelica這個名字的由來是大天使麥可。麥可是與邪惡作戰的守護天使，而在歐洲，歐白芷一如其名，被人們當成擊退惡魔、治療疾病的藥物使用至今。

心靈 HEART 的功效

具精神穩定劑般的作用

擁有很強的鎮靜效果，能夠發揮像精神穩定劑一樣的作用。建議在情緒浮躁時使用。

【主要功效】
強化神經系統、安定精神、強大的鎮靜效果、淨化

【適用】
精神不穩定、抑鬱、失眠、壓力

身體 BODY 的功效

保健腸胃

可有效強化消化系統，在脹氣、消化不良時發揮作用。尤其歐白芷籽能夠促進消化，也可望緩和呼吸系統的不適。

【主要功效】
驅風、健胃、促進消化、疏通阻塞、去痰、止咳、利尿

【適用】
腸道脹氣、消化不良、咳嗽、支氣管炎、解毒

使用方式

芳香浴	嗅吸
冷熱敷	泡澡
美容	香水
按摩	

調配建議

和藥草類、香草類、柑橘類、樹脂類的精油很契合。由於氣味十分強烈，調配時建議少量使用。

DATA

原料植物：歐白芷	種類：草本（二年生草本）

學名：*Angelica archangelica*

科名：繖形科

萃取部位：（籽）種子、（根）根　　萃取方式：水蒸氣蒸餾法

揮發度：（籽）中調、（根）後調

香氣：（籽）**藥草類**（帶有甜味的草本調和土壤氣息）
　　　（根）**大地類&藥草類**（宛如麝香般充滿分量感和土壤氣息的味道）

香氣強度：強

主要產地：法國、比利時、德國

主要成分：（籽）β-水芹烯、d-檸檬烯、α-蒎烯、α-水芹烯、β-月桂烯
　　　　　（根）β-水芹烯、α-蒎烯、α-水芹烯、d-檸檬烯、乙酸龍腦酯、trans-Verbenyl acetate、香柑內酯

使用注意事項：由於歐白芷根具光毒性，使用濃度須在0.8%以下

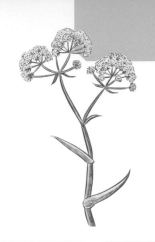

GALBANUM
白松香

▌母親樹脂的神聖香氣

原產於中東和西亞，自古便被當成藥用植物使用，精油是以取自根莖的乾燥樹脂蒸餾而成。古埃及人視其為神聖的香氣，和乳香（p.103）一同使用；波斯人則稱之為「母親的樹脂」，用來調理婦科問題。

對 心靈 HEART 的功效

有助於集中精神和冥想

當情緒亢奮、產生執念時，可以平靜心情。具淨化作用，有助於進行冥想以集中精神。

【主要功效】
鎮靜、強化神經系統、淨化
【適用】
冥想、緊張、興奮、失眠

對 身體 BODY 的功效

緩解經痛和PMS

在中東自古便用來調理婦科問題。另外也有止痛的效果。

【主要功效】
止痛、解除痙攣、調節經期、去痰
【適用】
經痛、PMS、咳嗽、肌肉痠痛、更年期不適

對 肌膚 SKIN 的功效

具抗老化效果

可以有效幫助產生皺紋與鬆弛的肌膚抗老化。

【主要功效】
抗發炎、形成上皮組織
【適用】
熟齡肌膚、為產生皺紋及鬆弛的肌膚進行保養

💧 使用方式

芳香浴	嗅吸
冷熱敷	泡澡
美容	香水
按摩	

💧 調配建議

可以與柑橘類、花朵類、藥草類、樹木類的精油搭配。由於氣味給人的印象較為強烈，建議不要使用過量。

DATA

原料植物：白松香（楓子香）	種類：灌木
學名：*Ferula galbaniflua*	
科名：繖形科	
萃取部位：樹脂	萃取方式：水蒸氣蒸餾法
揮發度：中調	
香氣：**樹脂類&大地類**（帶有綠意調的青草味，同時充滿大地土壤的氣息） 香氣強度：強	
主要產地：伊朗、土耳其、以色列	
主要成分：β-蒎烯、α-蒎烯、d-檸檬烯、月桂烯、檜烯、癒瘡木醇、乙酸萜品酯	
使用注意事項：因富含單萜類而容易氧化，須留意保管和使用期限	

精油檔案

芸香科

唇形科

菊科

禾本科

桃金孃科

繖形科

薑科

胡椒科

馬鞭草科

橄欖科

松科

CARROT SEED
胡蘿蔔籽

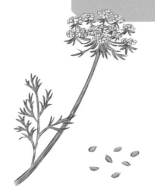

▌藉由解毒和淨血重返年輕

原料植物的野生胡蘿蔔原產於歐洲、亞洲、北美。夏天時會開出許多小白花，由於白色花朵看起來就像蕾絲，因此又被稱為「安妮皇后的蕾絲」。雖是紅蘿蔔的原生種卻無法食用。聞起來帶有獨特的土味，其所具備的解毒和淨血效果可淨化體內，發揮抗老化作用。

心靈 HEART 的功效

減緩壓力

可緩解壓力，減輕疲勞感，讓內心重拾年輕活力。

【主要功效】
強化神經系統

【適用】
精神疲勞

身體 BODY 的功效

保養肝臟和腎臟

具有強化及再生肝細胞的功效，可用於保養肝臟。另外對於淨化腎臟也有所幫助，很適合在想要排毒時使用。

【主要功效】
肝細胞再生、利尿、淨血、驅風、降血壓

【適用】
輕度肝功能不全、輕度腎功能不全、水腫、高血壓

肌膚 SKIN 的功效

改善皺紋、暗沉、鬆弛

可以有效改善乾燥肌膚、達到回春的效果，另外也能解決皺紋、暗沉、鬆弛等問題。

【主要功效】
皮膚再生、淨血

【適用】
乾燥肌膚、熟齡肌膚、皺紋、抗老化

💧 使用方式

芳香浴	嗅吸
冷熱敷	泡澡
美容	香水
按摩	

💧 調配建議

可以與柑橘類、樹脂類、藥草類、樹木類的精油搭配。由於氣味較為獨特且強烈，使用上須注意用量。

DATA

原料植物：野生胡蘿蔔		種類：草本
學名：*Daucus carota*		
科名：繖形科		
萃取部位：種子		萃取方式：水蒸氣蒸餾法
揮發度：中調		
香氣：**藥草類＆大地類**（由中藥般的乾燥土壤氣息，與清新的香草植物結合成的獨特氣味） 香氣強度：強		
主要產地：法國、荷蘭、匈牙利		
主要成分：胡蘿蔔次醇、α-蒎烯、Dauca-4,8-二烯、β-石竹烯、石竹烯氧化物、乙酸香葉酯		
使用注意事項：孕婦、哺乳婦女應避免使用		

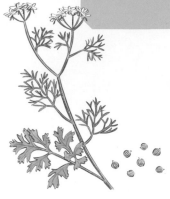

芫荽

▌強化身心，充滿活力

原產於地中海沿岸，古希臘從西元前 2000 年左右就開始栽培。植株高度為 30 ～ 60cm，作為香味蔬菜的名稱是香菜，經過乾燥的種子則可當成香料使用。精油的氣味比香菜來得更溫和，有助於緩解所有消化系統的問題，以及肌肉痠痛、風溼病的症狀，並能強化身心。

對 心靈 HEART 的功效

充滿積極與活力

能夠強化內心、緩解不安，使心態變得積極有活力。

【主要功效】
強化神經系統

【適用】
疲憊的心、無精打采、不安

對 身體 BODY 的功效

適用消化系統和肌肉疲勞

有助於解決腹痛、消化不良等腸胃方面的問題。由於可促進血液循環、讓肌肉不再僵硬，對於消除肉體疲勞也有效。

【主要功效】
促進消化、強化消化系統、驅風、健胃、暖身、止痛、抗風溼病、解除痙攣、抗痙攣

【適用】
消化不良、腹瀉、腹痛、腸道脹氣、食慾不振、消除疲勞、肌肉疲勞、怕冷、關節炎、肌肉痠痛、風溼病

 使用方式

芳香浴	嗅吸
冷熱敷	泡澡
美容	香水
	按摩

調配建議

可以與柑橘類、花朵類、香草類、辛香料類、其他繖形科的精油搭配。

DATA

原料植物：芫荽	種類：草本
學名：*Coriandrum sativum*	
科名：繖形科	
萃取部位：種子	萃取方式：水蒸氣蒸餾法
揮發度：前調	
香氣：**辛香料類 & 藥草類**（清新香甜又帶有辛辣感。精油的味道比蔬菜的香菜來得溫和）　香氣強度：中	
主要產地：摩洛哥、法國、俄羅斯、越南	
主要成分：芳樟醇、γ-萜品烯、α-蒎烯、香葉醇、樟腦、乙酸香葉酯、乙酸芳樟酯、d-檸檬烯	
使用注意事項：安全性高	

精油檔案

芸香科

唇形科

菊科

禾本科

桃金孃科

繖形科

薑科

胡椒科

馬鞭草科

橄欖科

松科

FENNEL
茴香

[苦茴香、甜茴香]

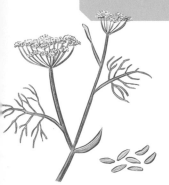

▌優秀的天然腸胃藥

原產於地中海沿岸地區的多年生草本植物，古埃及、古羅馬、中國一直以來都將其用於料理和作為藥物。在生藥中名為「小茴香」，常被添加在腸胃藥裡。精油分為苦、甜2種，兩者的效能皆相同。苦茴香的毒性和刺激性較強，一般市面上流通的多半是甜茴香。

對 **心靈** HEART 的功效

安撫煩躁的情緒

可讓經前或更年期時特別煩躁的情緒平靜下來。

【主要功效】
類雌激素、強化神經系統

【適用】
煩躁、不安

對 **身體** BODY 的功效

幫助消化及更年期保養

可調整腸胃狀態，改善便祕等消化系統的症狀。效果類似雌激素，適合調理經期不順和更年期保養。

【主要功效】
刺激消化系統、健胃、驅風、緩瀉、類雌激素、利尿、淨化

【適用】
腹部腫脹、便祕、腹瀉、腸道脹氣、消化不良、水腫、瘦身、經期問題、PMS、更年期

對 **肌膚** SKIN 的功效

保養油性肌膚

具有淨化效果，十分適合用來保養油性肌膚。

【主要功效】
淨化、抗發炎

【適用】
面皰粉刺、油性肌膚

💧 使用方式

芳香浴	嗅吸
熱敷	泡澡
美容	香水
按摩	

💧 調配建議

可以與柑橘類、花朵類、香草類、樹木類、辛香料類的精油搭配。

DATA

原料植物：茴香	種類：草本（多年生草本）
學名：	（苦茴香）*Foeniculum vulgare var. amara* （甜茴香）*Foeniculum vulgare var. dulce*
科名：繖形科	
萃取部位：種子	萃取方式：水蒸氣蒸餾法
揮發度：中調	
香氣：**藥草類**（味道類似洋茴香，帶有辛辣甜美的香草植物氣味。甜茴香的味道香甜輕盈，苦茴香則給人濃郁厚重的印象）	
香氣強度：強	
主要產地：法國、西班牙、印度、中國	
主要成分：反式洋茴香腦、小茴香酮、甲基醚蔞葉酚、α-蒎烯、月桂烯、d-檸檬烯、茴香醛	
使用注意事項：	・因含有會致癌的甲基醚蔞葉酚，須少量使用 ・因含有反式洋茴香腦，受雌激素影響而罹患子宮肌瘤等疾病的患者、孕婦、哺乳婦女應避免使用

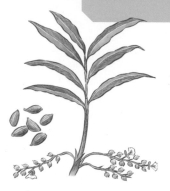

小荳蔻

氣味清爽且優雅的香料女王

原產於印度和斯里蘭卡，會從地下莖延伸出許多莖，植株高度可達2～4m。自然生長在熱帶、亞熱帶亞洲的潮濕常綠森林地帶。種子自古便被用作香料，也曾被當成藥物利用。因香氣清爽且優雅而得到「香料女王」的稱號，常被用來製作印度香料茶、咖哩、點心。

對 心靈 HEART 的功效

溫暖心靈，提振精神

能夠溫暖心靈，讓情緒恢復平和。另外也能刺激腦部，提振精神。

【主要功效】
強化神經系統、頭腦清晰、催情
【適用】
精神疲勞、緊張、抑鬱

對 身體 BODY 的功效

調整腸胃狀態

能夠溫暖並活化身體，同時促進消化，調整腸胃狀態。尤其可幫助消除腹脹和排氣。由於含有1.8桉油醇，也能對帶有痰的咳嗽症狀、免疫系統發揮作用。另外還能掩蓋體味、口臭等氣味，保持清新。

【主要功效】
暖身、強化消化系統、健胃、促進消化、驅風、去痰、抗黏膜炎、強化免疫系統、抗病毒、解除痙攣、利尿、抗菌
【適用】
怕冷、消化不良、腸道脹氣、腹痛、腹瀉、支氣管炎、感冒、肩頸僵硬、肌肉痠痛、減緩及預防口臭和體味

使用方式

芳香浴	嗅吸
冷熱敷	泡澡
美容	香水
按摩	

調配建議

可以與柑橘類、藥草類、香草類、花朵類、樹木類、辛香料類的精油搭配。

DATA

原料植物：小荳蔻	種類：草本（多年生草本）
學名：*Elettaria cardamomum*	
科名：薑科	
萃取部位：（乾燥的）種子	萃取方式：水蒸氣蒸餾法
揮發度：前～中調	
香氣：**辛香料類**（讓人聯想到柑橘的辛辣氣味）	香氣強度：中
主要產地：印度、斯里蘭卡、瓜地馬拉	
主要成分：1.8桉油醇、乙酸萜品酯、乙酸芳樟酯、d-檸檬烯、芳樟醇、α-萜品醇、檜烯、萜品烯-4-醇、香葉醇	
使用注意事項：嬰幼兒、孕婦應避免使用	

GINGER
薑

▌溫暖身體，促進發汗

原產於熱帶亞洲，植株高度可達1～2m。在地下蔓延的淡黃色根莖多肉，帶有辣度和獨特的氣味。根莖部分被當成辛香料運用在料理中。中國的傳統醫學則將其視為能夠在感冒或寒冷時溫暖身體、促進發汗的生藥，加以利用。

對心靈 HEART 的功效
可恢復精神力
有助於恢復因疲勞而耗損的精神力。

【主要功效】
強化神經系統
【適用】
精神上的消耗、精神疲勞

對身體 BODY 的功效
由內而外溫暖並活化身體
可由內而外溫暖身體。對所有與寒冷相關的症狀皆有助益，可舒緩因寒冷造成的肩頸僵硬、筋肉僵硬、腰痛。另外也能活化消化系統，促進消化。罹患感冒時、體力耗損時，亦可發揮恢復體力的效果。

【主要功效】
暖身、恢復血色、強化循環系統、強化消化系統、健胃、驅風、緩瀉、抗痙攣、止痛、解熱、發汗、去痰
【適用】
血液循環不良、心臟衰竭、怕冷、消化不良、腸道脹氣、腹部腫脹、想吐、腹瀉、咳嗽、喉嚨痛、支氣管炎、關節炎、肌肉痠痛、腰痛、肩頸僵硬、風溼病

使用方式
芳香浴　嗅吸
冷熱敷　泡澡
美容　香水
按摩

調配建議
可以與柑橘類、花朵類、藥草類、樹木類、辛香料類的精油調和。由於氣味強烈，建議少量使用。

DATA
原料植物：薑（生薑）　種類：草本（多年生草本）
學名：*Zingiber officinale*
科名：薑科
萃取部位：根莖　萃取方式：水蒸氣蒸餾法、超臨界流體萃取法
揮發度：中調
香氣：辛香料類（帶有辛辣刺激感的甜味，以及薑特有的溫暖香料氣息）　香氣強度：強
主要產地：馬達加斯加、印度、中國、印尼
主要成分：薑烯、芳-薑黃烯、β-倍半水芹烯、莰烯、β-甜沒藥烯、α-蒎烯
使用注意事項：以超臨界流體萃取法得到的精油具皮膚刺激性

BLACK PEPPER
黑胡椒

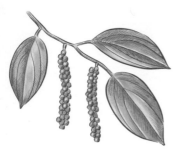

▌溫暖體內的最古老香料

原產於印度，植株長度可達4～6m的多年生蔓性植物。經常生長在高溫多濕的熱帶地區。採收尚未成熟的果實加以乾燥後就成了黑胡椒。由於可溫暖身體、促進消化，早從4000多年前便被當作香料和藥物使用。

對 心靈 HEART 的功效 ▶ ## 恢復活力

溫暖低落的情緒，恢復熱情與活力。

【主要功效】
強化神經系統
【適用】
壓力、緊張、能量枯竭

對 身體 BODY 的功效 ▶ ## 刺激循環，促進消化

能夠溫暖並刺激身體，改善循環。另外還可促進消化，調整腸胃狀態。由於具放鬆僵硬的關節和肌肉之效果，亦可用於運動按摩等療法。

【主要功效】
促進消化、刺激消化系統、健胃、增進食慾、解除痙攣、抗痙攣、驅風、緩瀉、刺激循環系統、暖身、恢復血色、解熱、利尿
【適用】
消化不良、便祕、食慾不振、腹瀉、腸道脹氣、血液循環不良、怕冷、凍瘡、發冷、感冒、風溼病、撞傷、肌肉痠痛、肩頸僵硬、腰痛、小腿抽筋

 使用方式

芳香浴	嗅吸
冷熱敷	泡澡
美容	香水
按摩	

調配建議

可以與柑橘類、樹木類、辛香料類、樹脂類的精油搭配。

DATA

原料植物：胡椒	種類：木本	
學名：*Piper nigrum*		
科名：胡椒科		
萃取部位：果實	萃取方式：水蒸氣蒸餾法	
揮發度：前調		
香氣：**辛香料類**（清新且辛辣的刺激氣味）	香氣強度：中	
主要產地：印度、斯里蘭卡、馬達加斯加		
主要成分：β-石竹烯、d-檸檬烯、α-蒎烯、β-蒎烯、檜烯、α-古巴烯		
使用注意事項：因富含單萜類而容易氧化，須留意保管和使用期限		

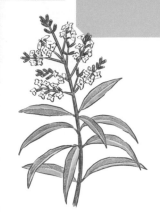

LEMON VERBENA
檸檬馬鞭草

精油檔案

芸香科

唇形科

菊科

禾本科

桃金孃科

繖形科

薑科

胡椒科

馬鞭草科

橄欖科

松科

▌幫助入睡的香草

原產於南美的落葉灌木，夏天會開出小白花。日文名稱為「香水木」。歐洲從18世紀左右開始，便將其用來消除肉類、魚類料理的腥味和泡成香草茶，在法國則將這種家喻戶曉的植物稱為「Verveine」。具有助眠和促進消化的功用。

心靈 HEART 的功效

幫助入睡

引導進入深度的放鬆狀態和睡眠。另一方面也能提振精神。

【主要功效】
抗憂鬱、抗不安、強大的鎮靜效果、刺激活化

【適用】
抑鬱、悲傷、失眠、壓力、專注力不足

身體 BODY 的功效

調整腸胃狀態

有助於緩解神經性和壓力型的消化不良症狀，能夠讓在放鬆時變會得活躍的副交感神經居上位，調整腸胃狀態。

【主要功效】
促進消化、健胃、解熱、驅風、解除痙攣

【適用】
消化不良、便祕、食慾不振、腹瀉、腸道脹氣

使用方式

芳香浴	嗅吸
冷熱敷	泡澡
美容	香水
按摩	

調配建議

可以與花朵類、藥草類、樹木類、辛香料類的精油搭配。由於氣味較為強烈且突出，調配時建議少量使用。

DATA

原料植物：檸檬馬鞭草	種類：灌木
學名：*Aloysia triphylla*	
科名：馬鞭草科	
萃取部位：葉片	萃取方式：水蒸氣蒸餾法
揮發度：中調	
香氣：**柑橘類&藥草類**（檸檬般的清新感和類似香蜂草的溫和香草氣味）	香氣強度：中
主要產地：法國、摩洛哥、智利、阿根廷	
主要成分：香葉醛、橙花醛、d-檸檬烯、香葉醇、香茅醇、石竹烯氧化物	
使用注意事項：	・由於具皮膚致敏性，使用濃度須在1%以下 ・孕婦、敏感肌膚者、嬰幼兒請勿使用 ・請留意混合檸檬香茅（p.81）、香茅（p.80）的假冒品

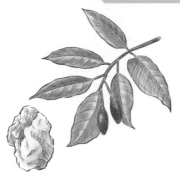

ELEMI

欖香脂

▌加深呼吸，強健肌膚

原產於菲律賓，樹高可達30m的熱帶樹木。只要在冒出新芽的時期劃開樹皮，樹脂便會滲出來，之後就可以蒸餾樹脂來萃取精油。欖香脂在古埃及是作為防腐劑使用，在15世紀的歐洲則是當成塗抹在傷口上的軟膏。其作用和乳香（p.103）相同。

對 心靈 HEART 的功效

幫助放鬆

可令心情平穩，進入放鬆狀態。

【主要功效】
鎮靜、強化神經系統

【適用】
壓力、精神疲勞

對 身體 BODY 的功效

照護呼吸系統

有效緩解呼吸系統的症狀，抑制鼻水和咳嗽等。

【主要功效】
去痰、抗病毒、抗黏膜炎、止痛、疏通阻塞、健胃

【適用】
氣喘、支氣管炎、咳嗽、感冒、靜脈瘤

對 肌膚 SKIN 的功效

修復粗糙肌膚和傷疤

可治癒傷疤，改善粗糙的膚況。也有抗老化的效果。

【主要功效】
治癒創傷、皮膚再生、抗菌、收斂、抗發炎

【適用】
傷疤、肌膚粗糙、熟齡肌膚

💧 使用方式

芳香浴	嗅吸
冷熱敷	泡澡
美容	香水
按摩	

💧 調配建議

可以與柑橘類、花朵類、藥草類、樹木類、辛香料類的精油搭配，尤其和檸檬（p.55）、芫荽（p.96）特別契合。

DATA

原料植物：欖香脂	種類：木本
學名：*Canarium luzonicum*	
科名：橄欖科	
萃取部位：樹脂	萃取方式：水蒸氣蒸餾法
揮發度：前調	
香氣：**樹脂類**（在略微類似檸檬的香氣之中，帶有清爽的胡椒氣味）香氣強度：中	
主要產地：菲律賓、馬來西亞、印尼	
主要成分：d-檸檬烯、欖香醇、α-水芹烯、欖香素、α-蒎烯、檜烯	
使用注意事項：因富含單萜類而容易氧化，須留意保管和使用期限	

FRANKINCENSE
乳香

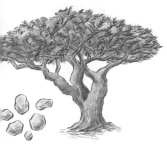

▌深層療癒內心傷痛

原產於中東和非洲的樹木，只要削去樹皮、在上面劃出刀痕即可得到樹脂。古埃及人將這個樹脂視為獻給神明的香氣，予以重用。市面上流通最廣的索馬利亞種帶有煙燻氣味，阿曼種的味道濃郁，印度種的香氣則較為輕盈。無論產地為何，乳香都具有療癒內心傷痛的效果。

心靈 HEART 的功效

療癒內心傷痛

能夠療癒內心傷痛。改善能量的流動，強化精神力量。

【主要功效】
鎮靜、強化神經系統、抗憂鬱
【適用】
內心傷痛、震驚、不安緊張、壓力、抑鬱、冥想

身體 BODY 的功效

加深呼吸

可調整呼吸，讓心理和肉體恢復平和穩定。對於壓力造成的身心症狀也有效。

【主要功效】
強化呼吸系統、強化免疫系統、抗黏膜炎、去痰
【適用】
過度換氣、感冒、流感、支氣管炎、氣喘、咳嗽

肌膚 SKIN 的功效

具抗老化效果

被譽為回春精油，能夠活化肌膚，發揮抗老化功效。

【主要功效】
治癒創傷、抗發炎、收斂、促進細胞生長、消毒
【適用】
乾燥＆熟齡肌、皺紋、傷疤、燒燙傷

💧 使用方式

芳香浴	嗅吸
冷熱敷	泡澡
美容	香水
按摩	

💧 調配建議

可以與柑橘類、花朵類、樹木類，以及辛香料類的精油互相搭配，尤其和檀香（p.130）、雪松（p.105）等特別契合。

DATA

原料植物：乳香樹　　種類：木本

學名：（阿曼種）*Boswellia sacra*
（索馬利亞種）*Boswellia carterii*
（印度種）*Boswellia serrata*

科名：橄欖科

萃取部位：樹脂　　萃取方式：水蒸氣蒸餾法、超臨界流體萃取法

揮發度：前～中調

香氣：**樹脂類**（香甜的煙燻味。阿曼種的味道較為清新且辛辣，索馬利亞種的煙燻味突出，印度種的味道則較輕盈且辛辣）

香氣強度：中

主要產地：阿曼、索馬利亞、印度

主要成分：α-蒎烯、d-檸檬烯、檜烯、β-石竹烯、萜品烯-4-醇、芳樟醇、1.8桉油醇、石竹烯氧化物

使用注意事項：因富含單萜類而容易氧化，須留意保管和使用期限

芸香科
唇形科
菊科
禾本科
桃金孃科
繖形科
薑科
胡椒科
馬鞭草科
橄欖科
松科

MYRRH
沒藥

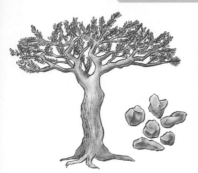

▌最早作為薰香焚燒的香氣

原產於北非、亞洲、索馬利亞的常綠樹，會長出帶有香氣的葉片和白花。古埃及人曾將其作為獻給太陽神拉的香氣，在儀式中焚燒，據說是史上最古老的薰香。另外，古埃及人也曾在製作木乃伊時使用沒藥作為防腐劑。因為防腐效果佳，對於保養熟齡肌膚有所助益。

對 心靈 HEART 的功效

穩定情緒

可使情緒穩定，解決思慮過多和不安的問題，為心靈帶來平靜。

【主要功效】
鎮靜、強化神經系統
【適用】
不安、冥想

對 身體 BODY 的功效

維持口腔健康

由於能夠緩解咳嗽和支氣管炎，抑制口中和喉嚨的發炎症狀，因此也適用於保健口腔。另外還能保護消化道的黏膜。可以和綠薄荷（p.62）搭配，做成潔牙粉或漱口水。

【主要功效】
去痰、抗黏膜炎、抗菌、強化消化系統、健胃、促進消化
【適用】
咳嗽、支氣管炎、感冒、牙周病、口內炎、消化不良

對 肌膚 SKIN 的功效

具抗老化效果

具有防止老化的作用，適合保養熟齡肌膚。可預防皺紋產生，促使疤痕形成。還能抑制皮膚的發炎症狀，舒緩搔癢。

【主要功效】
治癒創傷、抗發炎、收斂、促進細胞生長、消毒、形成疤痕
【適用】
肌膚粗糙、熟齡肌膚、皺紋、傷口、傷疤、燒燙傷、濕疹

💧 使用方式

芳香浴	嗅吸
冷熱敷	泡澡
美容	香水
按摩	

💧 調配建議

可以與柑橘類、花朵類、藥草類、樹脂類、樹木類、辛香料類的精油搭配。

DATA

原料植物：沒藥　種類：木本	
學名：*Commiphora myrrha*	
科名：橄欖科	
萃取部位：樹脂　萃取方式：水蒸氣蒸餾法	
揮發度：後調	
香氣：**樹脂類**（辛辣且帶有煙燻感的樹脂氣味）　香氣強度：中	
主要產地：衣索比亞、印度、索馬利亞	
主要成分：呋喃桉葉-1,3-二烯、呋喃二烯、烏藥根烯、β-欖香烯、大根葉薑烯B、大根香葉烯D	
使用注意事項：孕婦、哺乳婦女應避免使用	

CEDARWOOD
雪松

[大西洋雪松、
喜馬拉雅雪松]

▌生命力強韌的神聖樹木

自然生長於黎巴嫩和地中海賽普勒斯島的黎巴嫩雪松的亞種。樹齡可達1000年以上，是象徵強韌的一種樹木。香氣濃郁的大西洋雪松具有很好的防蟲效果，自古埃及時代便被當成建築木材。喜馬拉雅雪松的香氣類似白檀，在印度的阿育吠陀中被用來治療肺部。

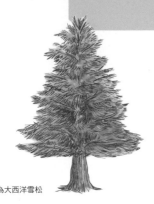

圖為大西洋雪松

心靈 HEART 的功效

療癒精神緊張

當長期處於煩惱、擔憂、精神緊張的狀態時，可強化能量、穩定精神。

【主要功效】
強大的鎮靜效果、強化精神、強化神經系統

【適用】
精神疲勞、不安、精神緊張、悲觀、安定精神

身體 BODY 的功效

消除水腫

由於可改善淋巴液的流動、促進循環，具有消除水腫的功效。同時還能加深呼吸和止咳。

【主要功效】
促進循環、利尿、強化淋巴系統、強化呼吸系統、去痰、止咳、殺菌、抗黏膜炎、解除痙攣

【適用】
水腫、靜脈瘤、怕冷、支氣管炎、咳嗽、膀胱炎等泌尿道感染疾病

肌膚 SKIN 的功效

可用於護膚和護髮

由於有使肌膚再生的作用，可以用於護膚，另外也有護髮、防止掉髮的效果。

【主要功效】
收斂、皮膚再生、抗菌、抗真菌

【適用】
皺紋、頭皮屑、掉髮、青春痘、熟齡肌膚

💧 使用方式

芳香浴	嗅吸
冷熱敷	泡澡
美容	香水
按摩	

💧 調配建議

可以與柑橘類、藥草類、花朵類、其他樹木類的精油搭配。調配時建議可少量使用，作為幫助香氣持續的保留劑。

DATA

原料植物：大西洋雪松、喜馬拉雅杉		種類：木本
學名：（大西洋）*Cedrus atlantica*		
（喜馬拉雅）*Cedrus deodara*		
科名：松科		
萃取部位：木質部	萃取方式：水蒸氣蒸餾法	
揮發度：後調		
香氣：**樹木類**（帶有樹脂般的香甜氣味。大西洋的香氣濃郁，略微偏甜；喜馬拉雅則比較偏木質調，會讓人聯想到檀香）		
香氣強度：強		
主要產地：阿爾及利亞、摩洛哥、印度、尼泊爾		
主要成分：β-雪松烯、α-雪松烯、α-大西洋酮、喜馬拉雅杉醇		
使用注意事項：安全性高		

精油檔案

芸香科

唇形科

菊科

禾本科

桃金孃科

繖形科

薑科

胡椒科

馬鞭草科

橄欖科

松科

PINE
松樹

[歐洲赤松、黑松、
　偃松、瑞士石松]

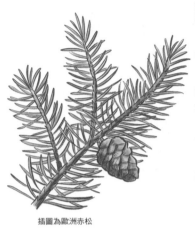

插圖為歐洲赤松

▍強化肺部等呼吸系統

　　松科松屬的松樹生長在北半球各地區，屬於針葉樹，是擁有外型如針一般的葉子和毬花（松毬）的毬果植物。據說最早出現在約 1～7 萬年前最後的冰河時期。自古人們就認為松樹的針葉對肺部有益，會將其煎過後當成感冒藥、止咳藥使用。由於樹齡可達 1000 年以上，讓人感受到其強大的能量和生命力。

　　精油的萃取方式則是蒸餾常綠的針葉。一般提到松樹的精油，都是指帶有清新松樹氣味、流通量最大的歐洲赤松。黑松自然生長於地中海沿岸地區和法國的科西嘉島，散發出清爽的木頭香氣。偃松是樹高 2m 的灌木，又稱爬松，帶有清新且強勁的松樹香氣。瑞士石松自然生長於阿爾卑斯山脈，是受到自然保護的樹木，松樹氣味十分濃郁。每種松樹的精油都能強化肺部，加深呼吸。

對 心靈 HEART 的功效

強化心靈

樹齡超過1000年的強韌生命力能夠提高能量，有強化心靈的效果。

【主要功效】
鎮靜、強化神經系統、抗憂鬱、淨化
【適用】
抑鬱、壓力、不安、精神疲勞、支撐強大的責任感、忍耐

對 身體 BODY 的功效

緩解呼吸系統的症狀

能夠提升呼吸系統的功能，有助於緩解呼吸障礙（咳嗽、氣喘、支氣管炎）。還能有效對抗傳染病、預防肺炎。因為也有止痛效果，可以用來舒緩關節疼痛和肌肉痠痛。

【主要功效】
強化呼吸系統、去痰、止咳、溶解黏液、促進氣管的血液循環、殺菌、抗風溼病、止痛
【適用】
預防傳染病、感冒、咳嗽、氣喘、支氣管炎、鼻炎、鼻竇炎、衰弱、預防肺炎、風溼病、關節疼痛、肌肉痠痛

對 肌膚 SKIN 的功效

舒緩發炎症狀

可舒緩割傷和肌膚的發炎症狀。

【主要功效】
抗菌、抗發炎
【適用】
割傷、皮發的發炎症狀、曬傷

精油檔案

芸香科

唇形科

菊科

禾本科

桃金孃科

繖形科

薑科

胡椒科

馬鞭草科

橄欖科

COLUMN

瑞士石松成為備受矚目的健康建築材料

瑞士石松如今也被視為有益健康的建築材料，因而備受矚目。由於不含對人體有害的物質，還有極佳的抗菌、除臭效果，因此被認為是對人類和環境皆友善的木材，而奧地利的生態飯店*便是採用瑞士石松作為客房的建築材料。

＊生態飯店是指為環境、住宿旅客、飯店員工的健康著想的飯店。

COLUMN

森林浴在歐美引起關注！

一般人所熟悉的「森林浴」其實發源於日本。近年來歐美人士也開始關注森林浴，甚至還在美國發展成新的健身形式而廣為流行。另外，目前已知在室內利用樹木香氣的芳香浴進行森林浴，確實可以增進身心的健康。

 使用方式

芳香浴	嗅吸
冷熱敷	泡澡
美容	香水
按摩（BODY）	

調配建議

可以與柑橘類、藥草類、樹脂類及其他樹木類的精油搭配。和樹木類精油混合能夠得到森林浴的效果。

DATA

原料植物：	歐洲赤松（蘇格蘭松）、黑松（歐洲黑松）、偃松（爬松、矮松）、瑞士石松（高山松）
種類：	木本
學名：	（**歐洲赤松**）*Pinus sylvestris* （**黑松**）*Pinus nigra ssp. laricio* （**偃松**）*Pinus mugo var. pumilio* （**瑞士石松**）*Pinus cembra*
科名：	松科
萃取部位：	枝和針葉　　萃取方式：水蒸氣蒸餾法
揮發度：	中調
香氣：	**樹木類**（森林的松樹香氣。歐洲赤松的味道更為清新。黑松帶有海洋氣息，偃松的氣味甜美，瑞士石松的針葉氣味較強烈）
香氣強度：	中
主要產地：	蘇格蘭、法國（科西嘉島）、奧地利、義大利
主要成分：	α-蒎烯、β-蒎烯、d-檸檬烯、β-水芹烯、β-月桂烯、乙酸龍腦酯
使用注意事項：	・因富含單萜類而容易氧化，須留意保管和使用期限 ・偃松（爬松）對皮膚有刺激性

冷杉

[銀冷杉、西伯利亞冷杉、
巨冷杉]

▌有淨化空間的效果

冷杉（樅樹）分布於北半球的寒冷地帶至溫帶，共有約50種，樹木高聳，多半呈現像聖誕樹一樣的外型。具耐久性，常被當作建築材料。依據原料植物的不同，市面上流通的精油主要有3種，每種都能加深呼吸，使神經恢復平衡。

插圖為銀冷杉

對 心靈 HEART 的功效

淨化心靈

由於會讓人彷彿置身森林中，因此能夠淨化心靈、達到深度放鬆，進而使神經恢復平衡。

【主要功效】
鎮靜、抗憂鬱、抗不安、強化神經系統

【適用】
失眠、抑鬱、壓力、不安、安定精神

對 身體 BODY 的功效

緩解呼吸系統的症狀

和松樹（p.106）一樣對整個呼吸系統有益，可有效緩解支氣管炎和鼻炎。由於能使氣管通暢，呼吸也會輕鬆許多。另外還具備止痛效果，可以舒緩關節疼痛和肌肉痠痛。

【主要功效】
強化呼吸系統、去痰、抗黏膜炎、刺激免疫系統、止痛

【適用】
支氣管炎、鼻炎、氣喘、鼻竇炎、衰弱、感冒、流感、喉嚨痛、關節疼痛

💧 使用方式

芳香浴	嗅吸
冷熱敷	泡澡
美容	香水
按摩（BODY）	

💧 調配建議

可以與柑橘類、藥草類、花朵類、樹脂類、其他樹木類的精油搭配。和樹木類精油混合能夠得到森林浴的效果。尤其適合在寒冷季節使用。

DATA

原料植物：	銀冷杉（歐洲樅）、西伯利亞冷杉（西伯利亞樅）、巨冷杉（巨樅）
種類：	木本
學名：	（銀冷杉）*Abies alba* （西伯利亞冷杉）*Abies sibirica* （巨冷杉）*Abies grandis*
科名：	松科
萃取部位：枝和針葉	萃取方式：水蒸氣蒸餾法
揮發度：	中調
香氣：	樹木類（清新的針葉氣味。西伯利亞冷杉和巨冷杉帶有些許柑橘香氣） 香氣強度：中
主要產地：	法國、奧地利、俄羅斯、加拿大、美國
主要成分：	α-蒎烯、d-檸檬烯、乙酸龍腦酯、莰烯、龍腦
使用注意事項：	因富含單萜類而容易氧化，須留意保管和使用期限

精油檔案

芸香科

唇形科

菊科

禾本科

桃金孃科

繖形科

薑科

胡椒科

馬鞭草科

橄欖科

松科

Douglas Fir
道格拉斯冷杉

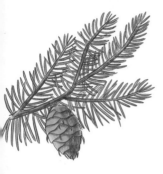

▌藉由深呼吸保持正向心態

原產於美國西北部，屬於樹高可達100m的常綠針葉樹。有些甚至可以存活超過500年，是相當長壽的巨木。一般也經常作為建築材料使用。而最早向英國介紹這種樹的植物學者名為大衛‧道格拉斯（David Douglas），因此就被命名為「道格拉斯冷杉」。清爽的香氣能夠幫助加深呼吸。

對 心靈 HEART 的功效

產生積極正向的心態

略帶柑橘氣味的樹木香氣可以幫助加深呼吸。能夠使人產生正向心理、加強自信，並帶來面對困境的力量。

【主要功效】
強化神經系統、鎮靜、抗不安

【適用】
壓力、緊張、不安、缺乏自信、轉換心情

對 身體 BODY 的功效

寒冬時期的保健妙方

可緩解神經性的不適，對於呼吸系統的不適也有效果。還能促進體液循環，適合在寒冬季節治療感冒和保養呼吸道。

【主要功效】
強化呼吸系統、去痰、溶解黏液、強化循環系統

【適用】
支氣管炎、鼻炎、氣喘、鼻竇炎、衰弱、怕冷

💧 使用方式

芳香浴	嗅吸
冷熱敷	泡澡
美容	香水
按摩（BODY）	

💧 調配建議

可以與柑橘類、藥草類、花朵類、樹脂類、辛香料類、其他樹木類的精油搭配。能調配出帶有柑橘類香氣的清爽氣味。

DATA

原料植物：花旗松	種類：木本
學名：*Pseudotsuga menziesii*	
科名：松科	
萃取部位：枝和針葉	萃取方式：水蒸氣蒸餾法
揮發度：中調	
香氣：**樹木類**（帶有些許檸檬香氣，散發清新針葉樹的氣味）香氣強度：中	
主要產地：法國、義大利、美國、加拿大	
主要成分：α-蒎烯、β-蒎烯、莰烯、乙酸龍腦酯、乙酸香茅酯、萜品烯-4-醇	
使用注意事項：因富含單萜類而容易氧化，須留意保管和使用期限	

SPRUCE
雲杉

[黑雲杉、紅雲杉]

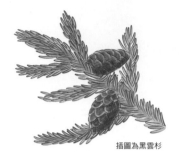

插圖為黑雲杉

▍象徵堅忍的針葉樹

雲杉（唐檜）是外型類似聖誕樹的針葉樹，毬花會往下垂掛。多半產自北美，會在極度寒冷的地帶緩慢堅忍地生長，形成強韌的木質。黑雲杉的壽命據說長達1000年以上，紅雲杉的樹皮則為紅褐色。兩者都帶有深邃的木頭香氣，功效也相同。

對 心靈 HEART 的功效

釋放壓力

讓處於強大壓力之下的心靈徹底放鬆。

【主要功效】
鎮靜、強化神經系統

【適用】
壓力、精神疲勞

對 身體 BODY 的功效

強化免疫功能

可強化呼吸系統和促進體液循環，調節免疫功能。能夠有效緩解感冒症狀。

【主要功效】
強化呼吸系統、去痰、止咳、強化免疫系統、抗發炎、類可體松

【適用】
感冒、支氣管炎、鼻炎、氣喘、鼻竇炎、衰弱、預防肺炎

💧 使用方式

芳香浴	嗅吸
冷熱敷	泡澡
美容	香水
按摩（BODY）	

💧 調配建議

可以與柑橘類、藥草類、花朵類、樹脂類、其他樹木類的精油搭配。

DATA

原料植物：	黑雲杉（黑唐檜）、紅雲杉（紅唐檜）
種類：	木本
學名：	（黑雲杉）*Picea mariana* （紅雲杉）*Picea rubens*
科名：	松科
萃取部位：針葉	萃取方式：水蒸氣蒸餾法
揮發度：	中調
香氣：樹木類（深邃的樹木香氣。黑雲杉的氣味溫暖，紅雲杉的味道則比松樹更加深沉）	香氣強度：中
主要產地：	美國（阿拉斯加）、加拿大
主要成分：	乙酸龍腦酯、α-蒎烯、δ-3-蒈烯、d-檸檬烯、β-月桂烯
使用注意事項：	因富含單萜類而容易氧化，須留意保管和使用期限

落葉松

精油檔案

芸香科

唇形科

菊科

禾本科

桃金孃科

繖形科

薑科

胡椒科

馬鞭草科

橄欖科

松科

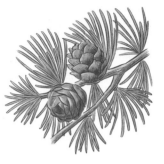

▌溫和發揮作用的松樹

別名為「歐洲落葉松」，是冬天時針葉會掉落的落葉松屬落葉樹。生長地區以歐洲為主，具有良好的耐寒性，常被栽種在公園、庭院中作為觀賞之用。因為具耐久性，也常作為建築材料使用。精油是溫和舒服的松樹氣味，刺激性少，孩童也能放心使用。

對 心靈 HEART 的功效

可帶來自信與希望

有助於開闊視野，適合在即將展開新事物時使用。能夠為內向害羞的人帶來自信與希望。

【主要功效】
強化神經系統、鎮靜、抗憂鬱
【適用】
內向、壓力、不安、缺乏自信

對 身體 BODY 的功效

照護孩童和高齡者

有助於淨化氣管。因適用於敏感的支氣管，能夠幫助照護孩童和高齡者的呼吸系統。

【主要功效】
強化呼吸系統、去痰、止咳、強化免疫系統、抗發炎、類可體松
【適用】
孩童的支氣管炎、鼻炎、氣喘、鼻竇炎、衰弱、預防肺炎

對 肌膚 SKIN 的功效

淨化肌膚

可清潔肌膚，穩定膚況。

【主要功效】
抗發炎、殺菌
【適用】
擦傷、皮膚炎、淨化肌膚

💧 使用方式

芳香浴	嗅吸
冷熱敷	泡澡
美容	香水
按摩（BODY）	

💧 調配建議

可以與柑橘類、藥草類、花朵類、樹脂類、辛香料類、其他樹木類的精油搭配。氣味十分溫和，很容易與其他精油進行調配。

DATA

原料植物：落葉松	種類：木本
學名：*Larix decidua*	
科名：松科	
萃取部位：枝和針葉	萃取方式：水蒸氣蒸餾法
揮發度：中調	
香氣：**樹木類**（沉穩溫和的松樹香氣）	香氣強度：弱
主要產地：法國、義大利	
主要成分：α-蒎烯、β-蒎烯、d-檸檬烯、乙酸龍腦酯、α-萜品醇	
使用注意事項：因富含單萜類而容易氧化，須留意保管和使用期限	

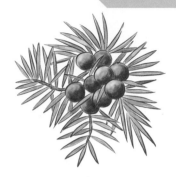

JUNIPER
杜松

[杜松枝葉、
  杜松漿果]

▌具淨化身心功效的強大精油

廣泛分布於北半球的溫帶到寒帶的常綠針葉樹。直徑6～9mm
的小果實會在3年內成熟變黑，常被當成替蒸餾酒琴酒增添香氣
和去除肉腥味的香料，另外也可作為利尿劑。枝葉精油是從葉
片和嫩枝萃取，漿果精油則是從果實萃取，其中枝葉精油的解
毒效果較高。

對 心靈 HEART 的功效

淨化負面情緒

具有淨化負面情緒和內心疙瘩的力量，
能夠讓心靈變得純淨，重拾冷靜思考的
能力。

【主要功效】
鎮靜、強化精神、強化神經系統、淨
化
【適用】
壓力、精神疲勞、神經疲勞、否定的
情緒、自我否定

對 身體 BODY 的功效

身體的解毒與淨化

具有精油之中最強的利尿和解毒效果，
可以幫助排除體內毒素，消除水腫。另
外也能刺激並溫暖身體。對於保健肌肉
和關節也有效果。

【主要功效】
刺激泌尿系統、利尿、淨化、暖身、
恢復血色、健胃、解除痙攣、抗風溼
病、抗發炎、止痛
【適用】
水腫、解毒、怕冷、膀胱炎、腎盂
炎、尿道結石、關節炎、風溼病、肌
肉疲勞、肉體疲勞、肌肉痠痛、扭傷

對 肌膚 SKIN 的功效

保養油性肌膚

可淨化肌膚，抑制油性肌膚分泌皮脂，
發揮預防青春痘、抑制發炎的功效。

【主要功效】
治癒創傷、收斂、發汗
【適用】
油性肌膚、青春痘、暗沉肌膚

使用方式

芳香浴	嗅吸
冷熱敷	泡澡
美容	香水
按摩	

調配建議

可以與柑橘類、藥草類、花朵
類、香草類、同為樹木類的精
油搭配。和樹木類精油搭配能
夠得到森林浴的效果。

DATA

原料植物：杜松	種類：木本
學名：*Juniperus communis*	
科名：柏科	
萃取部位：（杜松）葉和嫩枝	（杜松漿果）果實
萃取方式：水蒸氣蒸餾法	
揮發度：前～中調	
香氣：**樹木類**（清新的森林氣息。枝葉帶有針葉樹的清爽感，漿果則帶有果實的氣味）	香氣強度：中
主要產地：法國、阿爾巴尼亞、克羅埃西亞	
主要成分：α-蒎烯、檜烯、β-月桂烯、萜品烯-4-醇、d-檸檬烯	
使用注意事項：‧因富含α-蒎烯而容易氧化，須留意保管和使用期限 ‧杜松枝葉的刺激性強	

精油檔案

柏科

樟科

番荔枝科

桃牛兒苗科

薔薇科

木樨科

豆科

檀香科

安息香科

蘭科

敗醬科

CYPRESS
絲柏

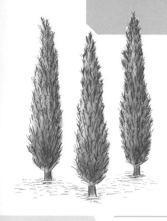

▌撫慰離別的神聖樹木

原產於地中海沿岸地區的常綠喬木針葉樹，外型呈現圓錐狀，會結出褐色的球形果實。古埃及視其為聖木，古希臘人則將它獻給冥府之神。由於外型像是用手指著天空，因此被認為是連接死後世界和人界的植物，被種植在地中海沿岸的墓地。

對 心靈 HEART 的功效

讓精神振作起來

可穩定容易因變化而感到不安的情緒。另外也能讓鬆懈的精神振作起來，以及撫慰離別的哀傷，幫助轉換心情。

【主要功效】
鎮靜、強化神經系統

【適用】
壓力、不安、躁動、抑鬱、離別、無精打采

對 身體 BODY 的功效

消除水腫和靜脈瘤

疏通靜脈阻塞的效果良好，可以幫助排除老廢物質和消除水腫。對於瘦身也有助益。還能有效緩解經期不順及更年期不適。

【主要功效】
疏通阻塞、利尿、止血、強肝、解除痙攣、止痛、降血壓、收斂、調節經期、強化生殖系統

【適用】
水腫、怕冷、解毒、瘦身、靜脈瘤、經痛、經血過多、月經困難、熱潮紅

對 肌膚 SKIN 的功效

緊實毛孔及止汗

緊實皮膚和止汗的效果良好，可用於保養油性肌膚和護理青春痘。

【主要功效】
收斂、抗發炎、消毒

【適用】
油性肌膚、青春痘、多汗症

🌢 使用方式

芳香浴	嗅吸
冷熱敷	泡澡
美容	香水
按摩	

🌢 調配建議

可以與柑橘類、藥草類、香草類、花朵類、同為樹木類的精油搭配，調配出清爽的木質調香氣。

DATA

原料植物：絲柏　　種類：木本

學名：*Cupressus sempervirens*

科名：柏科

萃取部位：葉和嫩枝　　萃取方式：水蒸氣蒸餾法

揮發度：前～中調

香氣：**樹木類**（細緻清新的樹木香氣，也能感受到如松樹般甜美的樹脂氣味）　　香氣強度：中

主要產地：法國、義大利、西班牙

主要成分：α-蒎烯、δ-3-蒈烯、雪松醇、乙酸萜品酯、d-檸檬烯

使用注意事項：因富含α-蒎烯而容易氧化，須留意保管和使用期限

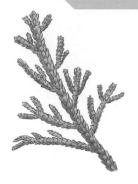

HIBA
羅漢柏

▌具有很強的防蟲效果

原產於日本的青森縣、北海道，為日本的特有種。尤其青森縣的羅漢柏更是日本的天然三大美林之一。羅漢柏是扁柏的近親種，葉片比扁柏來得寬大，因為具有良好的防蟲、抗菌效果而能夠防止腐蝕和白蟻，因此被當成耐久性佳的建築材料使用。目前主要是以該建材的廢料來採集精油。

對 心靈 HEART 的功效

有助於自我觀照

能夠緩解壓力，引導入睡。適合用來冥想，有助於靜下心來面對自我。

【主要功效】
鎮靜、強化神經系統
【適用】
壓力、失眠

對 身體 BODY 的功效

調理怕冷的體質

具有促進血液循環的功效，可以溫暖身體，對於因寒冷而造成的肌肉僵硬有所幫助。抗菌效果佳，也能夠有效對抗傳染病。

【主要功效】
促進血液循環、疏通阻塞、強化循環系統、抗菌、抗發炎
【適用】
怕冷、肌肉僵硬、水腫

對 肌膚 SKIN 的功效

舒緩發炎症狀

可利用優秀的抗菌能力清潔皮膚，並憑藉抗發炎功效舒緩肌膚。

【主要功效】
抗發炎、抗菌、抗真菌、除臭、驅除昆蟲、防蟲
【適用】
異位性皮膚炎、體味、驅蟲

使用方式

芳香浴	嗅吸
冷熱敷	泡澡
美容	香水
按摩	

調配建議

可以與柑橘類、藥草類、花朵類、同為樹木類的精油搭配。羅漢柏和香橙（p.57）、扁柏（p.115）之類的日本精油特別契合。

DATA

原料植物：羅漢柏	種類：木本
學名：*Thujopsis dolabrata*	
科名：柏科	
萃取部位：木質部	萃取方式：水蒸氣蒸餾法
揮發度：中～後調	
香氣：**樹木類**（讓人感覺生氣蓬勃，帶有松樹一般的清新森林氣息）	
香氣強度：中	
主要產地：日本	
主要成分：羅漢柏烯、扁柏酚、雪松醇	
使用注意事項：孕婦、哺乳婦女應避免使用	

精油檔案

柏科

樟科

番荔枝科

蛺牛兒苗科

薔薇科

木樨科

豆科

檀香科

安息香科

蘭科

敗醬科

HINOKI
扁柏

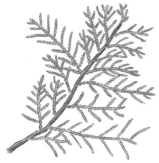

▌充滿日本風情，令人安心的香氣

扁柏與日本歷史的關係緊密，是原產於日本的針葉樹。因為耐濕氣，自古就被當成神社佛閣的建材。從古代開始便是高級建築材料，其香氣有著良好的放鬆效果並能溫暖身心，而扁柏浴缸正好能發揮該作用。日本從明治時代就開始造林，但至今仍面臨絕種的危機。

對 心靈 HEART 的功效

安定心靈

具有極佳的放鬆效果，能夠安定心靈。

【主要功效】
鎮靜、強化神經系統

【適用】
精神疲勞、無精打采

對 身體 BODY 的功效

溫暖身體，消除疲勞

可以促進血液循環，幫助消除水腫和疲勞。因為有出色的抗菌、防蟎效果，亦可預防過敏性鼻炎和支氣管氣喘等。

【主要功效】
促進血液循環、疏通阻塞、止痛、抗病毒、防蟎、抗發炎

【適用】
怕冷、水腫、過敏性鼻炎、過敏性支氣管氣喘、關節疼痛、肌肉痠痛

對 肌膚 SKIN 的功效

保持肌膚清潔

具有抗菌效果，能夠使肌膚保持清潔。也適合用於保養高齡者的肌膚。

【主要功效】
抗菌、防蟎、除臭、收斂

【適用】
清潔肌膚、保養頭皮、體味、熟齡肌膚

💧 使用方式

芳香浴	嗅吸
冷熱敷	泡澡
美容	香水
按摩	

💧 調配建議

可以與柑橘類、藥草類、花朵類、同為樹木類的精油搭配。扁柏和香橙（p.57）、羅漢柏（p.114）之類的日本精油特別契合。

DATA

原料植物：扁柏　　種類：木本	
學名：*Chamaecyparis obtusa*	
科名：柏科	
萃取部位：木質部、枝葉　　萃取方式：水蒸氣蒸餾法	
揮發度：中調	
香氣：**樹木類**（帶有讓人聯想到森林和扁柏浴缸的香氣） 香氣強度：中	
主要產地：日本	
主要成分：木質部：α-杜松醇、α-蒎烯、杜松烯、檜烯、α-依蘭油烯 　　　　　枝葉：d-檸檬烯、檜烯、乙酸龍腦酯	
使用注意事項：安全性高（扁柏過敏是對花粉起反應，基本上不會對精油產生反應）	

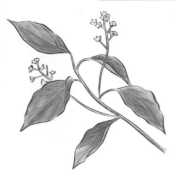

樟樹

▌歷史悠久的樟腦氣味

高度約可生長至30m的常綠樹，在日本自古便被製成「樟腦」作為衣物的防蟲劑。有些樹齡可達1000年，十分長壽。過濾掉樟腦的結晶之後，經過分餾所得到的4種精油之中，目前只有白樟樹精油在市面上流通。

對 心靈 HEART 的功效

幫助集中精神

可藉由醒腦效果提振精神。頭腦會變得清晰，同時提升專注力。

【主要功效】
強化神經系統、抗憂鬱、醒腦

【適用】
專注力不足

對 身體 BODY 的功效

保養肌肉和關節

如同樟腦油在日文中被比喻為「救命仙丹」，樟樹精油有著強身健體、消除疲勞的功效。另外也能有效緩解肌肉和關節的疼痛。清新舒暢的氣味能夠使鼻子通暢。

【主要功效】
解熱、刺激、抗病毒、解除痙攣、利尿、止痛

【適用】
發燒、鼻塞、花粉症、咳嗽、感冒、肌肉痠痛、頭痛

 使用方式

芳香浴	嗅吸
冷熱敷	泡澡
美容	香水
按摩（BODY）	

調配建議

可以與柑橘類、藥草類、同為樹木類的精油搭配。

DATA

原料植物：樟樹	種類：木本
學名：*Cinnamomum camphora*	
科名：樟科	
萃取部位：木質部	萃取方式：水蒸氣蒸餾法
揮發度：中調	
香氣：**樹木類**（清新舒暢的樟腦氣味）	香氣強度：中
主要產地：印尼、日本、中國、台灣	
主要成分：d-檸檬烯、對繖花烴、α-蒎烯、1.8桉油醇、檜烯、莰烯、樟腦	
使用注意事項：由於富含酮類的樟腦，毒性很強，癲癇患者、嬰幼兒、孕婦、哺乳婦女應避免使用	

桉油樟

精油檔案

柏科

樟科

番荔枝科

蚘牛兒苗科

薔薇科

木樨科

豆科

檀香科

安息香科

蘭科

敗醬科

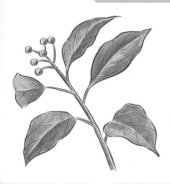

▌可使呼吸順暢

自然生長於原產地馬達加斯加，是樟樹的亞變種。Ravintsara 在當地的語言中是「好葉子」的意思，一般作為藥用貼布來進行治療。桉油樟是芳樟葉（p.118）的化學型，富含1.8桉油醇，帶有類似尤加利（p.88）的清爽氣味，可使呼吸順暢。別名為「芳樟葉桉油醇」。

對 心靈 HEART 的功效

舒緩緊張

帶有清涼感的氣味可舒緩緊張，讓情緒恢復平穩。

【主要功效】
強化神經系統

【適用】
緊張、不安

對 身體 BODY 的功效

照護呼吸道

對呼吸道有益，能有效緩解咳嗽等感冒症狀。具有很好的抗菌、抗病毒效果，亦能調節免疫功能，可說是對抗傳染病的良方。另外，在消除肌肉、關節的疼痛上也能發揮功效。

【主要功效】
強化免疫系統、止咳、去痰、止痛、抗黏膜炎、抗病毒

【適用】
預防傳染病、感冒、流感、氣喘、支氣管炎、肌肉痠痛、關節疼痛

使用方式

芳香浴	嗅吸
冷熱敷	泡澡
美容	香水
按摩（BODY）	

調配建議

可以與柑橘類、藥草類、花朵類、樹脂類、辛香料類、同為樹木類的精油搭配。

DATA

原料植物：桉油樟	種類：木本
學名：*Cinnamomum camphora ct. cineole*	
科名：樟科	
萃取部位：枝和葉	萃取方式：水蒸氣蒸餾法
揮發度：前～中調	
香氣：**樹木類**（類似藍膠尤加利的清涼舒暢氣味）	香氣強度：中
主要產地：馬達加斯加	
主要成分：1.8桉油醇、檜烯、β-蒎烯、α-萜品醇、萜品烯-4-醇、β-石竹烯	
使用注意事項：孕婦、哺乳婦女、嬰幼兒應避免使用	

RAVENTSARA
羅文莎葉

馬達加斯加的特有種，過去常和同為樟科植物的「桉油樟（p.117）」被搞混，但其實兩者的成分不同，現在也已明確區別開來。

心靈	能夠療癒不安與疲憊的心，緩和憂鬱的情緒。	【主要功效】強化神經系統、抗憂鬱、鎮靜 【適用】失眠、抑鬱、不安
身體	可以幫助消化，調整腸胃狀態。對呼吸系統有益，能有效對抗傳染病。	【主要功效】促進消化、抗病毒、去痰、強化免疫系統 【適用】消化不良、支氣管炎、咳嗽
肌膚	可保持肌膚清潔，預防皮膚傳染病。	【主要功效】抗菌、消毒、抗真菌 【適用】香港腳、青春痘

DATA

原料植物：羅文莎葉　　種類：木本	主要產地：馬達加斯加
學名：*Ravensara aromatica*	主要成分：d-檸檬烯、檜烯、甲基醚蔞葉酚、β-石竹烯、萜品烯-4-醇、芳樟醇、1.8桉油醇
科名：樟科	
萃取部位：葉片　　萃取方式：水蒸氣蒸餾法	使用注意事項：·因富含d-檸檬烯而容易氧化，須留意保管和使用期限
揮發度：前～中調	·因含有會致癌的甲基醚蔞葉酚，須少量使用
香氣：樹木類（清爽舒暢之中帶有甜味的香氣） 香氣強度：中	

💧 **使用方式**　　芳香浴　　嗅吸　　冷熱敷　　泡澡　　按摩

💧 **調配建議**　可以與柑橘類、藥草類、花朵類、樹脂類、辛香料類、同為樹木類的精油搭配。

HO LEAF
芳樟葉

日文名稱為「芳樟」，是樟樹的亞種常綠樹。特色是在不同的產地有許多近親種。化學型為桉油樟（p.117）。

心靈	可舒緩壓力、安定精神，具有放鬆及提振精神的效果。	【主要功效】強化神經系統、鎮靜、抗憂鬱、抗不安 【適用】抑鬱、壓力、緊張、不安
身體	有助於預防傳染病和保養呼吸系統。對於壓力造成的肩頸僵硬和腰痛也有效。	【主要功效】抗病毒、抗菌、止痛 【適用】感冒、肩頸僵硬、腰痛
肌膚	能夠舒緩壓力造成的皮膚發炎症狀及搔癢。	【主要功效】抗發炎、殺菌、抗真菌 【適用】燒燙傷、割傷、香港腳、乾燥肌膚、壓力造成的肌膚粗糙

DATA

原料植物：芳樟　　種類：木本	香氣：樹木類（清新甜美，類似花梨木的花香氣味）　　香氣強度：中
學名：*Cinnamomum camphora var. glaucescens*	主要產地：台灣、中國
科名：樟科	
萃取部位：葉片　　萃取方式：水蒸氣蒸餾法	主要成分：芳樟醇、1.8桉油醇、樟腦、檜烯
揮發度：中調	使用注意事項：安全性高

💧 **使用方式**　　芳香浴　　嗅吸　　冷熱敷　　泡澡　　美容　　香水　　按摩

💧 **調配建議**　可以與柑橘類、藥草類、花朵類、樹脂類、辛香料類、同為樹木類的精油調和，搭配性相當高。

CINNAMON
肉桂
［肉桂葉、肉桂皮］

多葉的常綠樹，在生藥和香道中的名稱為「桂皮」。芳香療法一般都是使用錫蘭肉桂。葉片帶有刺激性的氣味，常用於茶飲和蛋糕的著名香氣則是出自肉桂皮。

心靈 | 可帶來生存的活力，使人精神飽滿。

【主要功效】刺激神經系統、催情
【適用】慢性壓力、精神疲勞

身體 | 有助於緩解消化系統的問題，調整腸胃狀態。衰弱疲勞時或感冒時可發揮刺激強化的效果，溫暖身體、恢復體力。

【主要功效】強化消化系統、健胃、驅風、刺激內分泌系統、消毒、殺菌、暖身、防蟲、解除痙攣、調節經期
【適用】消化不良、腹瀉、嘔吐、腹部脹氣、疲勞、傳染病、感冒、怕冷、便祕

DATA

原料植物：錫蘭肉桂　　種類：木本
學名：*Cinnamomum zeylanicum*
科名：樟科
萃取部位：（葉）葉片、（皮）樹皮
萃取方式：水蒸氣蒸餾法
揮發度：中～後調
香氣：**辛香料類**（辛辣的肉桂氣味。葉片的刺激性較強，樹皮的氣味較為溫暖）
香氣強度：強

主要產地：斯里蘭卡、印尼、馬達加斯加
主要成分：（葉）丁香油酚、苯甲酸苄酯、乙酸丁香酯、芳樟醇、乙酸肉桂酯
　　　　　（皮）肉桂醛、丁香油酚、乙酸肉桂酯、芳樟醇
使用注意事項：皮由於具皮膚致敏性和刺激性，嬰幼兒、孕婦、哺乳婦女應避免使用。只有肉桂葉可用於皮膚，且使用濃度須在0.6%以下

使用方式　　芳香浴　　嗅吸　　香水　　按摩

調配建議　可以與柑橘類、花朵類、藥草類、辛香料類的精油搭配，但須少量使用。

LAUREL
月桂

月桂樹是原產於地中海沿岸地區的常綠樹，法文名稱為「laurier」。因為很耐寒，全世界都有栽種。精油的氣味比乾燥過後的葉片來得辛辣刺激。

心靈 | 可提升直覺力，緩解自我評價低落和缺乏自信的狀況。能夠使頭腦清晰，提高專注力。

【主要功效】強化神經系統
【適用】喪失自信、能量枯竭

身體 | 可緩解消化系統的症狀，預防傳染病和去痰，對呼吸道很有幫助。也有助於病後復原。

【主要功效】促進消化、抗病毒、去痰、止痛
【適用】消化不良、食慾不振、感冒、頭痛、關節疼痛、傳染病

肌膚 | 可舒緩青春痘和肌膚搔癢。能促進生髮，抑制頭皮屑產生，並保養頭髮。

【主要功效】殺菌、抗真菌
【適用】青春痘、香港腳、搔癢、護髮

DATA

原料植物：月桂樹　　種類：木本
學名：*Laurus nobilis*
科名：樟科
萃取部位：葉片　　萃取方式：水蒸氣蒸餾法
揮發度：中調
香氣：**樹木類＆辛香料類**（帶有辛辣感和柑橘甜味的香氣）
香氣強度：中

主要產地：法國、摩洛哥、西班牙
主要成分：1.8桉油醇、α-蒎烯、芳樟醇、乙酸萜品酯、丁香油酚、甲基丁香油酚
使用注意事項：·因含有會致癌的甲基丁香油酚，須少量使用
　　　　　　　·由於具皮膚致敏性和刺激性，使用濃度須在0.5%以下。尤其敏感肌膚者須特別留意，孕婦、哺乳婦女、嬰幼兒應避免使用

使用方式　　芳香浴　　嗅吸　　冷熱敷　　按摩

調配建議　和柑橘類、花朵類、藥草類、樹木類、辛香料類的精油很契合，能夠調配出富有層次的味道。

ROSEWOOD
花梨木

自然生長於南美圭亞那、巴西，高度約20～30m的常綠樹。在主要產地巴西已面臨絕種危機，因此在政府的採伐規定下，現在只能從造林的樹木中採集精油。

心靈　對於保持平衡的精神狀態非常有益。能夠使心情開朗，充滿活力。

【主要功效】鎮靜、抗憂鬱、強化神經系統、頭腦清晰
【適用】精神疲勞、不安、壓力、無精打采、沮喪

身體　可改善免疫功能，發揮預防傳染病的功效。對於壓力型的頭痛、肩頸僵硬也有效。

【主要功效】止痛、抗病毒、強化免疫系統
【適用】預防傳染病、肩頸僵硬、頭痛

肌膚　適用於所有膚質。由於對皮膚沒有刺激性，非常適合用來保養肌膚。

【主要功效】促進細胞生長、軟化皮膚、抗真菌
【適用】熟齡肌膚、乾燥、皺紋、斑點、青春痘、濕疹

DATA

原料植物：花梨木　　種類：木本	香氣：**樹木類**（帶有樹木的清爽感和花香氣味）香氣強度：中
學名：*Aniba rosaeodora*	主要產地：巴西
科名：樟科	
萃取部位：木質部、葉片	主要成分：芳樟醇、α-萜品醇、d-檸檬烯、香葉醇、1.8桉油醇
萃取方式：水蒸氣蒸餾法	
揮發度：中調	使用注意事項：安全性高

💧 **使用方式**　芳香浴　　嗅吸　　泡澡　　美容　　香水　　按摩
💧 **調配建議**　可以與柑橘類、花朵類、藥草類、樹木類、樹脂類、辛香料類的精油搭配。

LITSEA CUBEBA
山雞椒

原產於亞洲，樹高約10m的常綠樹，日文名稱為「青文字」。中國自古以來便將果實用來替中華料理增添風味和促進消化。又稱為「山胡椒」。

心靈　具有使心情開朗振奮的效果，同時也能幫助放鬆、恢復平靜。

【主要功效】刺激精神、提振情緒、抗憂鬱、鎮靜
【適用】壓力、抑鬱、不安、失眠、精神疲勞

身體　有很強的抗菌、抗病毒作用，因此能有效預防感冒和傳染病。有心臟疾病和高血壓的患者也能使用。

【主要功效】抗病毒、抗菌、強化呼吸系統、止痛、強化心臟、降血壓、促進消化
【適用】預防傳染病、花粉症、高血壓、支氣管炎、氣喘、消化不良

肌膚　適用於保養油性肌和青春痘，能夠緊實肌膚。也有除臭效果，可預防體味產生。

【主要功效】收斂、抗發炎、除臭、抗菌、驅除昆蟲、抗組織胺
【適用】青春痘、油性肌膚、體味、驅蟲

DATA

原料植物：山雞椒　　種類：木本	主要產地：中國、馬來西亞、印尼
學名：*Litsea cubeba*	主要成分：香葉醛、橙花醛、d-檸檬烯、芳樟醇、香葉醇
科名：樟科	
萃取部位：果實　　萃取方式：水蒸氣蒸餾法	使用注意事項：·因具皮膚致敏性，使用濃度須在0.8%以下。敏感肌膚者和嬰幼兒須特別留意
揮發度：前～中調	
香氣：**柑橘類**（類似檸檬和檸檬香茅的清新清爽香氣）　香氣強度：中	·有可能有添加合成檸檬醛，須特別留意

💧 **使用方式**　芳香浴　　嗅吸　　泡澡　　香水　　按摩
💧 **調配建議**　可以與柑橘類、花朵類、藥草類、香草類、樹脂類、樹木類的精油搭配，作為柑橘類香氣的保留劑。

KUROMOJI

烏樟

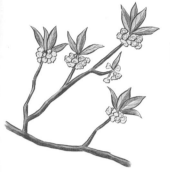

▌貼近日本人生活的香氣

高度為 2〜5m 的落葉灌木，自古便生長在日本，枝條會被加工成高級牙籤和筷子。抗病毒的效果很好，包括葉片在內也會被做成代用茶（烏樟茶）飲用。精油是從明治時代開始製作，但因無法大量製造而導致價格高昂。香氣類似花梨木（p.120），非常受到歡迎。

對 心靈 HEART 的功效

撫平煩躁的情緒

可撫平不安、緊張、煩躁的情緒，並且安定精神，讓內心恢復沉穩平和。

【主要功效】
強化神經系統、鎮靜、抗不安
【適用】
抑鬱、壓力、緊張、失眠、不安

對 身體 BODY 的功效

放鬆緊繃的肌肉

由於能夠加深呼吸、放鬆身體，身體因此變得溫暖，進而使緊繃僵硬的肌肉獲得舒緩。

【主要功效】
促進血液循環、止痛、解除痙攣、刺激免疫系統、抗病毒、強化呼吸系統
【適用】
怕冷、肌肉痠痛、肩頸僵硬、腰痛、經痛、預防感冒

對 肌膚 SKIN 的功效

使肌膚再生

可舒緩皮膚的發炎症狀和搔癢，促使肌膚再生。也有抗老化功效。

【主要功效】
抗發炎、抗菌、皮膚再生
【適用】
濕疹、割傷、蚊蟲叮咬、熟齡肌膚、皺紋

💧 使用方式

芳香浴	嗅吸
冷熱敷	泡澡
美容	香水
按摩	

💧 調配建議

可以與柑橘類、藥草類、花朵類、樹脂類、辛香料類、同為樹木類的精油搭配。

DATA

原料植物：烏樟（黑文字）	種類：灌木
學名：*Lindera umbellata*	
科名：樟科	
萃取部位：枝葉	萃取方式：水蒸氣蒸餾法
揮發度：中調	
香氣：**樹木類**（花梨木般柔和的樹木香氣）	香氣強度：中
主要產地：日本	
主要成分：芳樟醇、1.8桉油醇、d-檸檬烯、α-蒎烯、香葉醇、乙酸香葉酯、香芹酮、α-萜品醇	
使用注意事項：安全性高	

柏科

樟科

番荔枝科

牻牛兒苗科

薔薇科

木樨科

豆科

檀香科

安息香科

蘭科

敗醬科

番荔枝科	

YLANG YLANG
依蘭

[特級依蘭、完全依蘭]

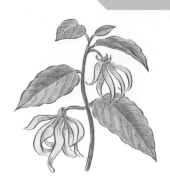

▌可保健心靈和肌膚的異國香氣

原產於熱帶亞洲的常綠樹木，精油依照蒸餾階段分為5級，其中在市面上流通的是特級依蘭和完全依蘭這2種。在最初的2小時內萃取出來的特級依蘭數量很少，屬於最高品質，主要是製作成香水，可以療癒心靈。完全依蘭則是經過20小時以上的完全蒸餾，適合用於保養身體。

對 心靈 HEART 的功效

消除沮喪的情緒

可消除過度緊張、不安、沮喪等心理上的不舒服和憂鬱感，讓心情放鬆。

【主要功效】
抗憂鬱、鎮靜、強化精神、強化神經系統、催情
【適用】
壓力、煩躁、不安、沮喪、過度緊張、提升性慾

對 身體 BODY 的功效

有降血壓的效果

能夠降低血壓，緩解過度換氣、心悸、心跳過快等症狀。也能有效舒緩經痛和PMS。

【主要功效】
降血壓、強化神經系統、強化生殖系統、解除痙攣、止痛
【適用】
高血壓、心悸、心跳過快、PMS、更年期、經痛

對 肌膚 SKIN 的功效

護膚＆保養頭皮

因為可以平衡皮脂分泌，適用於所有膚質。另外也能保養頭皮。

【主要功效】
調節皮脂平衡、軟化皮膚、抗發炎
【適用】
乾燥肌膚、油性肌膚、護髮

💧 使用方式

芳香浴	嗅吸
冷熱敷	泡澡
美容	香水
按摩	

💧 調配建議

可與柑橘類、花朵類、樹脂類的精油搭配。調和出來的精油會充滿東方情調的奢華感。

DATA

原料植物：依蘭樹	種類：木本
學名：*Cananga odorata*	
科名：番荔枝科	
萃取部位：花	萃取方式：水蒸氣蒸餾法
揮發度：中調	
香氣：**花朵類**（特級依蘭是充滿異國情調的性感花香。完全依蘭的香氣則較弱且沉穩） 香氣強度：強	
主要產地：馬達加斯加、法屬留尼旺島、菲律賓、印尼	
主要成分：大根香葉烯D、α-金合歡烯、β-石竹烯、芳樟醇、乙酸香葉酯、苯甲酸苄酯、乙酸苄酯、金合歡醇	
使用注意事項：由於具皮膚致敏性，使用濃度須在0.8%以下	

精油檔案

柏科

樟科

番荔枝科

牻牛兒苗科

薔薇科

木樨科

豆科

檀香科

安息香科

蘭科

敗醬科

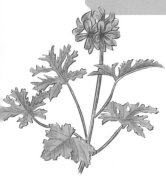

GERANIUM
天竺葵

▎有助調節的萬用精油

這種植物原產於南非，也有許多園藝品種。葉片帶有香氣的天竺葵名為「香葉天竺葵」。因為精油的氣味和玫瑰相似，而被廣泛運用作為香料。在芳香療法中，和薰衣草（p.58）同樣是用途非常廣泛的萬用精油。

對 心靈 HEART 的功效

維持心靈平衡

可使精神層面維持平衡。讓人放鬆的同時也能令心情開朗。

【主要功效】
鎮靜、提振情緒、強化神經系統
【適用】
壓力、過度緊張、抑鬱、不安、沮喪、讓心靈穩定且維持平衡

對 身體 BODY 的功效

維持荷爾蒙平衡

由於具有維持荷爾蒙平衡的功效，能夠緩解PMS、更年期等婦科症狀。也有助於緩和水腫，預防靜脈瘤。

【主要功效】
強化內分泌系統、調節荷爾蒙、強化淋巴系統、利尿
【適用】
更年期、經期問題、PMS、水腫、靜脈瘤、解毒

對 肌膚 SKIN 的功效

調節皮脂平衡

很適合用於保養肌膚。能夠調節皮脂平衡、使肌膚強健，且所有膚質都適用。

【主要功效】
抗發炎、治癒創傷、促進細胞生長、形成疤痕、收斂、消毒、驅除昆蟲、調節皮脂平衡
【適用】
異位性皮膚炎、割傷、燒燙傷疤痕、青春痘、驅蟲、保養所有膚質

💧 使用方式

芳香浴	嗅吸
冷熱敷	泡澡
美容	香水
按摩	

💧 調配建議

可廣泛與柑橘類、樹木類、花朵類、藥草類、辛香料類、樹脂類等的精油搭配，但因香氣濃郁，調配時建議少量使用。

DATA

原料植物：天竺葵　　種類：草本	
學名：*Pelargonium roseum* *Pelargonium graveolens*	
科名：牻牛兒苗科	
萃取部位：葉片　　萃取方式：水蒸氣蒸餾法	
揮發度：中調	
香氣：花朵類（在類似玫瑰的香氣中帶有綠意調的青草味） 香氣強度：強	
主要產地：埃及、法國、馬達加斯加、法屬留尼旺島	
主要成分：香茅醇、香葉醇、芳樟醇、橙花醇、異薄荷酮、甲酸香茅醇、甲酸香葉酯、乙酸香葉酯	
使用注意事項：具輕微的皮膚致敏性	

玫瑰

[奧圖玫瑰、法國玫瑰、
白玫瑰、玫瑰原精]

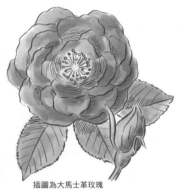

插圖為大馬士革玫瑰

▌美與愛的幸福香氣

作為美與愛的象徵，玫瑰非常受到人們喜愛，並且隨著品種不斷改良，如今存在於世界上的玫瑰品種若將園藝用也算進去，據說總共有2萬種以上。玫瑰早在3000萬年前就已經分布在北半球各地。

製成精油的原料植物有紅色的法國玫瑰、白色的白玫瑰、粉紅色的大馬士革玫瑰和千葉玫瑰這4種。依據原料植物和萃取方式的不同，目前共有4種精油在市面上流通。

在玫瑰精油中，玫瑰香氣最濃郁的是以大馬士革玫瑰為原料的玫瑰原精。由於萃取過程中沒有受到熱的影響，因此香氣十分濃郁。

雖然玫瑰經常被用來製作高級化妝品和香水，但其實每種玫瑰精油的成分都很複雜，堪稱是能對身心發揮各種藥理作用的萬用藥。

對 心靈 HEART 的功效

撫慰內心的悲傷

可以帶來愛、關懷、幸福感，並撫慰內心的悲傷。能夠在人生的離別時刻給予我們支持。在生命的最後階段，為相關人士帶來精神上的安慰。

【主要功效】
鎮靜、抗憂鬱、提振情緒、欣快感、強化精神、催情、強化神經系統
【適用】
悲傷、離別、心痛、煩躁、憤怒、絕望、不安、不滿、提升性慾

對 身體 BODY 的功效

強化心臟

對所有身體機能都能發揮功效。具強化心臟的作用，對於心律不整、心悸也有效。另外還能緩解婦科症狀。

【主要功效】
強化心臟、強肝、強化子宮、淨血、止血、解除痙攣、止痛、抗病毒、殺菌
【適用】
心律不整、心悸、PMS、更年期、經痛、經期不順、不孕

對 肌膚 SKIN 的功效

適用於問題肌和熟齡肌

所有膚質都適用，尤其適合用於保養問題肌膚和乾燥的熟齡肌膚。

【主要功效】
抗菌、促進細胞生長、形成疤痕、軟化皮膚、收斂、抗發炎
【適用】
保養所有膚質、皺紋、暗沉、濕疹、熟齡肌膚

柏科

樟科

番荔枝科

牻牛兒苗科

薔薇科

木樨科

豆科

檀香科

安息香科

蘭科

敗醬科

COLUMN
1

魅惑的香氣「阿塔爾玫瑰」

印度有一種取得玫瑰精油的傳統製法稱為
「阿塔爾蒸餾法（Attar）」。作法是將大
馬士革玫瑰以水蒸氣蒸餾後，混入裝滿檀
香精油的銅器中。香氣非常優雅而甜美。

COLUMN
2

希波克拉底的玫瑰浸泡油

在古希臘時代，人們一直都將玫瑰當成藥
用植物使用。醫師希波克拉底就曾經製作
玫瑰浸泡油來治療婦科症狀。

使用方式

芳香浴	嗅吸
冷熱敷	泡澡
美容	香水
按摩	

調配建議

可以與柑橘類、花朵類、樹木
類、樹脂類的精油搭配。使用
玫瑰和天竺葵（p.123）、玫瑰
草（p.82）調和會更加充滿玫
瑰氣息和華麗感。另外，由於
單獨以玫瑰製成的香水氣味就
已經相當華麗，因此也建議單
獨使用。

DATA

原料植物：	大馬士革玫瑰、法國玫瑰、白玫瑰、千葉玫瑰
種類：	灌木
學名：	（奧圖玫瑰）*Rosa damascena* （法國玫瑰）*Rosa gallica* （白玫瑰）*Rosa alba* （玫瑰原精）※根據原料植物的不同而有以下區別 ・大馬士革玫瑰：*Rosa damascena* ・千葉玫瑰：*Rosa centifolia*
科名：	薔薇科
萃取部位：	花
萃取方式：	（奧圖、法國、白玫瑰）水蒸氣蒸餾法 （原精）揮發性有機溶劑萃取法
揮發度：	（奧圖、法國、白玫瑰）中～後調 （原精）後調
香氣：	**花朵類**（優美的玫瑰香氣。奧圖玫瑰帶有層次，法國玫瑰很溫和，白玫瑰則是輕盈且高雅。玫瑰原精的香氣會隨原料植物而異，大馬士革玫瑰的香氣較為豪華有層次，千葉玫瑰則帶有優雅的甜味）
香氣強度：	（奧圖、法國、白玫瑰）中 （原精）強
主要產地：	保加利亞、土耳其、摩洛哥、亞塞拜然、摩爾多瓦、埃及、法國、印度
主要成分：	（奧圖、法國、白玫瑰） 香茅醇、香葉醇、橙花醇、芳樟醇、乙酸香茅酯、乙酸香葉酯、甲基丁香油酚 （原精） 苯乙醇、香茅醇、香葉醇、橙花醇、乙酸香茅酯、乙酸香葉酯、丁香油酚、甲基丁香油酚
使用注意事項：	・須留意有可能含有會致癌的甲基丁香油酚。建議少量使用 ・由於具收縮子宮作用，孕婦應避免使用（生產時可以使用） ・市面上有許多假冒的精油，須特別留意

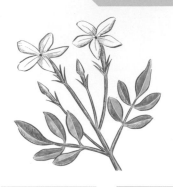

JASMINE
茉莉

▊使人變美的性感媚藥

茉莉為常綠或蔓性灌木，全世界共超過300種。原產於北印度和波斯、中國。生長在歐洲和北非的品種稱為西班牙茉莉。充滿異國情調的香氣自古便被當成媚藥使用，是能夠使人變美、散發性感魅力的香氣之一。

對 心靈 HEART 的功效

可帶來幸福感

具提振情緒的作用，讓心情變開朗的力量很強，可以使人變得樂觀。美好的香氣能夠在喪失自信時帶來幸福感。

【主要功效】
鎮靜、抗憂鬱、提振情緒、催情
【適用】
喪失自信、悲傷、無精打采、沮喪、提升性慾

對 身體 BODY 的功效

照護婦科症狀

對婦科症狀特別有幫助，可以緩解經期問題。另外還能在生產時促進分娩。

【主要功效】
強化子宮、促進分娩、調節經期、解除痙攣、止痛
【適用】
PMS、更年期、經痛、經期不順

對 肌膚 SKIN 的功效

保養熟齡肌膚

適合用於保養乾燥的熟齡肌膚。

【主要功效】
抗菌、促進細胞生長、抗發炎
【適用】
皺紋、暗沉、熟齡肌膚

 使用方式

芳香浴	嗅吸
冷熱敷	泡澡
美容	香水
按摩	

調配建議

可以與柑橘類、花朵類、樹脂類的精油搭配。能夠調配出充滿東方情調的香氣。

DATA			
原料植物：茉莉（西班牙茉莉）		種類：灌木	
學名：*Jasminum grandiflorum*			
科名：木樨科			
萃取部位：花	萃取方式：揮發性有機溶劑萃取法		
揮發度：中～後調			
香氣：**花朵類**（豪華且帶有異國情調的甜美花香）		香氣強度：強	
主要產地：摩洛哥、埃及、法國			
主要成分：乙酸苄酯、乙酸植醇酯、乙酸芳樟酯、苯甲酸苄酯、茉莉酸甲酯、順式茉莉酮、丁香油酚、吲哚			
使用注意事項：·由於具皮膚致敏性，使用濃度須在0.7%以下 ·由於具收縮子宮作用，孕婦應避免使用（生產時可以使用） ·市面上有許多假冒的精油，須特別留意			

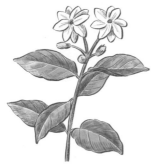

JASMINE SAMBAC
小花茉莉

精油檔案

柏科

樟科

番荔枝科

牻牛兒苗科

薔薇科

木樨科

豆科

檀香科

安息香科

蘭科

敗醬科

▌另一種沉穩的茉莉

灌木植物，夏天時會開出美麗的重瓣白花。又名茉莉花，在印度、印尼、菲律賓常被用於儀式和婚禮。在中國則是以茉莉花茶為人所熟知。由於會隨著體溫散發香氣，經常被當成香水的原料。香氣輕盈而沉穩。

心靈 HEART 的功效
可帶來自信
性感的花香能使人心情開朗，帶來幸福感與自信。

【主要功效】
鎮靜、抗憂鬱、提振情緒、催情
【適用】
喪失自信、無精打采、沮喪、提升性慾

身體 BODY 的功效
照護婦科症狀
和茉莉（p.126）一樣對婦科症狀有幫助，能緩解經期問題。

【主要功效】
強化子宮、促進分娩、調節經期、解除痙攣、止痛
【適用】
PMS、更年期、經痛、經期不順

肌膚 SKIN 的功效
保養熟齡肌膚
適合用於保養乾燥的熟齡肌膚。

【主要功效】
抗菌、促進細胞生長、抗發炎
【適用】
皺紋、暗沉、熟齡肌膚

使用方式
芳香浴　嗅吸　冷熱敷　泡澡　美容　香水　按摩

調配建議
可以與柑橘類、花朵類、樹脂類的精油搭配。能夠營造出比茉莉（p.126）更加輕盈的東方氣息。

DATA
原料植物：小花茉莉（茉莉花）　種類：灌木
學名：*Jasminum sambac*
科名：木樨科
萃取部位：花　萃取方式：揮發性有機溶劑萃取法
揮發度：中～後調
香氣：**花朵類**（帶有異國情調的輕盈甜美花香）　香氣強度：中
主要產地：中國、印度、印尼
主要成分：α-金合歡烯、吲哚、乙酸苄酯、苯甲酸己烯酯、芳樟醇、鄰氨基苯甲酸甲酯、苯甲醇
使用注意事項：・由於具皮膚易敏性，使用濃度須在 2% 以下
　　　　　　　・由於具收縮子宮作用，孕婦應避免使用（生產時可以使用）

木樨科

OSMANTHUS
桂花

原產於中國的常綠小喬木,在日本以「金木犀」之名為人所熟悉,黃色的小花會散發出甜美濃郁的香氣,是秋天的代表性植物。為不易萃取的精油之一,主要作為香水的原料。

心靈　可使心情開朗輕盈,進而產生幸福的感受。

【主要功效】鎮靜、抗憂鬱、強化神經系統
【適用】抑鬱、煩躁、壓力

DATA

原料植物:桂花　　種類:木本	主要產地:中國
學名:*Osmanthus fragrans*	主要成分:β-紫羅蘭酮、二氫-β-紫羅蘭酮、芳樟醇、芳樟醇氧化物、香葉醇
科名:木樨科	
萃取部位:花　　萃取方式:揮發性有機溶劑萃取法	使用注意事項:安全性高
揮發度:中調	
香氣:**花朵類**(桂花的香氣。味道類似香甜的杏桃)　香氣強度:中	

💧 **使用方式**　芳香浴　　香水　　美容　　按摩

💧 **調配建議**　可以與柑橘類、花朵類、樹脂類的精油搭配。和玫瑰(p.124)、檀香(p.130)特別契合。

豆科

COPAIBA
古巴香脂

生長於巴西、委內瑞拉等南美的熱帶雨林地區,高度15～30m的樹木。亞馬遜的原住民將其視為驅除邪氣、具淨化力量的神聖樹木,用來製作成治傷藥物、止痛藥、消炎藥等等。

心靈　可消除恐懼、擔憂、不安,為心靈帶來平靜。

【主要功效】鎮靜
【適用】不安、恐懼、抗憂鬱、集中精神、冥想

身體　抗發炎效果特別強,可有效緩解呼吸系統的發炎症狀、肌肉痠痛、關節炎等。

【主要功效】強大的抗發炎效果、止痛、抗黏膜炎、抗菌、利尿
【適用】關節疼痛、肌肉痠痛、支氣管炎、花粉症、鼻炎、咳嗽

肌膚　舒緩發炎症狀,促使肌膚再生的功效良好。

【主要功效】抗發炎、皮膚再生、收斂、治癒創傷、抗菌
【適用】割傷、燒燙傷、熟齡肌膚、皺紋

DATA

原料植物:古巴香脂樹　　種類:木本	香氣:**樹脂類**(帶有香甜溫暖的舒服樹脂氣味)　香氣強度:中
學名:*Copaifera officinalis*	主要產地:巴西、哥倫比亞、委內瑞拉
科名:豆科	主要成分:β-石竹烯、α-葎草烯、大根香葉烯D、α-古巴烯
萃取部位:樹脂　　萃取方式:水蒸氣蒸餾法	
揮發度:後調	使用注意事項:安全性高

💧 **使用方式**　芳香浴　　嗅吸　　泡澡　　美容　　香水　　按摩

💧 **調配建議**　可廣泛與柑橘類、藥草類、花朵類、樹木類、辛香料類等的精油搭配。

豆科

Tonka bean
零陵香豆

自然生長於亞馬遜，高度可達30m左右的樹木，開出粉紅色的花之後會結出果實，可以將裡面的種子乾燥後製成精油。帶有些許甜甜的香氣，可當成香水和點心的香料使用。

心靈 可使心情平靜放鬆。

【主要功效】鎮靜、抗憂鬱
【適用】壓力、不安、躁動、抑鬱、失眠、興奮狀態

DATA

原料植物：香豆樹　　種類：木本	主要產地：英國、義大利、法國
學名：*Dipteryx odorata*	主要成分：香豆素、Ethyl melilotate
科名：豆科	使用注意事項：由於富含具有肝毒性的香豆素，須留意不可經口攝取，也不要用於按摩
萃取部位：種子	
萃取方式：揮發性有機溶劑萃取法	
揮發度：後調	
香氣：**辛香料類**（類似杏仁豆腐和櫻餅的香甜氣味）　香氣強度：強	

使用方式　芳香浴　香水

調配建議　可以與柑橘類、花朵類、香草類的精油搭配。可作為香水的保留劑，營造出爽身粉般的香氣。

豆科

Mimosa
銀合歡

銀合歡別名銀荊，原產於澳洲，廣泛分布於世界各地。經常被用來為糖果增添香氣，以及製作成香水、化妝品。經過混合後香氣會變得複雜，因此十分受到歡迎。

心靈 香甜氣味能讓心情平穩。

【主要功效】鎮靜、抗憂鬱
【適用】不安、失眠、壓力

肌膚 調節皮脂平衡，軟化肌膚。

【主要功效】抗發炎、皮膚再生、軟化皮膚
【適用】油性肌膚、熟齡肌膚

DATA

原料植物：銀荊　　種類：木本	主要產地：法國、摩洛哥
學名：*Acacia dealbata*	主要成分：羽扇豆烯酮、羽扇豆醇
科名：豆科	使用注意事項：‧安全性高
萃取部位：花　　萃取方式：揮發性有機溶劑萃取法	‧因含有許多非揮發性成分，黏度很高，稀釋後較容易使用
揮發度：後調	
香氣：**花朵類**（宛如帶有清爽香甜水果風味的爽身粉）　香氣強度：強	

使用方式　芳香浴　美容　香水　按摩

調配建議　可以與柑橘類、花朵類、藥草類、樹木類、樹脂類的精油搭配。由於會隨著時間經過產生甜美氣息和華麗感，想要營造高級感時建議可少量使用。

柏科

樟科

番荔枝科

犍牛兒苗科

薔薇科

木樨科

豆科

檀香科

安息香科

蘭科

敗醬科

SANDALWOOD
檀香

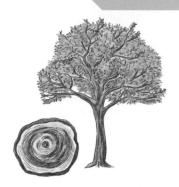

▋佛教的香木

半寄生性常綠樹，靠著纏繞其他植物的根來獲取水和養分。原產地是印度和東南亞，在日本自古則以白檀香為人所熟悉。由於樹幹的中心（芯材）和根富含許多香氣分子，因此是從根部開始採伐，然而這也造成檀香的數量減少，如今已被列為瀕臨絕種的樹種。

對 **心靈** HEART 的功效

和自己深度對話

很適合在觀照、面對自我內在的時候使用。另外也能使興奮的情緒平靜下來。由於有很強的鎮靜效果，在極度沮喪時使用，可能會讓心情更加低落。

【主要功效】
強大的鎮靜效果、抗憂鬱、強化精神、強化神經系統、催情

【適用】
過度緊張、興奮、失眠、安定精神、冥想、提升性慾

對 **身體** BODY 的功效

照護泌尿系統

可改善血液和淋巴液的循環。由於也能強化泌尿系統，亦有助於對抗膀胱炎等感染疾病。另外也能有效舒緩乾咳和聲音沙啞。

【主要功效】
強化心臟、疏通阻塞、強化呼吸&泌尿系統、去痰、止咳、殺菌

【適用】
靜脈瘤、水腫、膀胱炎、尿道炎、支氣管炎、咳嗽、氣喘、聲音沙啞

對 **肌膚** SKIN 的功效

有效保養乾燥肌和皺紋

能夠軟化肌膚。尤其對乾燥肌膚、產生皺紋的肌膚特別有效。

【主要功效】
軟化皮膚、治癒創傷、收斂、殺菌、抗發炎

【適用】
乾燥&熟齡肌膚、皺紋、濕疹、搔癢

💧 使用方式

芳香浴	嗅吸
冷熱敷	泡澡
美容	香水
按摩	

💧 調配建議

可以與柑橘類、花朵類、香草類、樹木類、樹脂類、辛香料類的精油搭配，尤其適合與乳香（p.103）調和。可作為幫助持香的保留劑讓香味更持久。

DATA

原料植物：檀香	種類：木本
學名：	（印度種）*Santalum album* （澳洲種）*Santalum spicatum* （新喀里多尼亞種）*Santalum austrocaledonicum*
科名：檀香科	
萃取部位：芯材（樹幹）	萃取方式：水蒸氣蒸餾法
揮發度：後調	
香氣：**樹木類**（讓人聯想到寺廟，高雅香甜且充滿東方情調的白檀香氣。澳洲種和新喀里多尼亞種的香氣較印度種來得更加輕盈）	
香氣強度：中	
主要產地：印度、斯里蘭卡、澳洲、新喀里多尼亞	
主要成分：α-檀香醇、ß-檀香醇、檀香烯	
使用注意事項：在印度政府的規定下，印度產檀香的流通量很少，假冒品很多	

BENZOIN
安息香

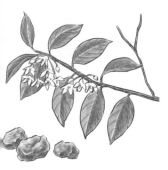

精油檔案

柏科

樟科

番荔枝科

牻牛兒苗科

薔薇科

木樨科

豆科

檀香科

安息香科

蘭科

敗醬科

▌使呼吸平順，治療傷口

安息香是原產於東南亞的樹木，會開出白色或黃色的花朵並結出堅硬的果實。生長 7～8 年後即可萃取出樹脂。幾千年來，安息香的樹脂都被當作薰香用於宗教。此外，安息香自古便被用來治療傷口。由於可作為幫助香氣持續的保留劑，如今常被當成香水的原料。

對心靈 HEART 的功效

緩解不安

香甜的氣味能夠帶給心靈溫暖，緩解不安、孤獨感、失落感，同時讓心情變得平穩、開朗。

【主要功效】
鎮靜、抗憂鬱、提振情緒、安定精神
【適用】
不安、悲傷、抑鬱、孤獨、失落感、無精打采

對身體 BODY 的功效

舒緩咳嗽和聲音沙啞

自古便被認為對呼吸系統有益。可以讓氣管的黏膜得到舒緩，有效改善咳嗽和聲音沙啞。

【主要功效】
去痰、抗黏膜炎、利尿、消毒、抗發炎
【適用】
感冒、咳嗽、支氣管炎、聲音沙啞、氣喘

對肌膚 SKIN 的功效

護理受傷的肌膚

由於具有治療傷口的效果，適合護理受傷的肌膚，保養乾燥肌膚與熟齡肌膚。

【主要功效】
形成上皮組織、抗發炎、治癒創傷、形成疤痕、收斂、除臭、消毒
【適用】
傷口、傷疤、龜裂、乾燥肌膚、皮膚炎、搔癢、濕疹、青春痘、體味、熟齡肌膚

💧 使用方式

芳香浴	嗅吸
冷熱敷	泡澡
美容	香水
按摩	

💧 調配建議

可以與柑橘類、花朵類、樹脂類、樹木類的精油搭配，建議可作為幫助持香的保留劑，但因甜味明顯須少量使用。

DATA

原料植物：安息香樹	種類：木本
學名：（暹羅種）*Styrax tonkinensis*（蘇門答臘種）*Styrax benzoin*	
科名：安息香科	
萃取部位：樹脂	萃取方式：揮發性有機溶劑萃取法
揮發度：後調	
香氣：**樹脂類**（如肉桂和香草一般香甜溫暖、富有層次的樹脂氣味）香氣強度：強	
主要產地：泰國、寮國、柬埔寨	
主要成分：苯甲酸苄酯、香草醛、苯甲醛、苯甲酸酯類化合物	
使用注意事項：由於具輕微的皮膚致敏性，使用濃度須在 2% 以下。敏感肌膚和問題肌膚應避免使用	

精油檔案

柏科

樟科

番荔枝科

牻牛兒苗科

薔薇科

木樨科

豆科

檀香科

安息香科

蘭科

敗醬科

蘭科

VANILLA
香草

據說原產於墨西哥、中美的熱帶雨林地區。採收下來的豆子（豆莢）沒有香氣，需要反覆經過加熱、曬乾、發酵的過程，芳香分子香草醛才會顯現出來。

心靈　極富特色的香甜氣味能夠舒緩緊張，讓人感到幸福。另外也能撫平沮喪挫敗的感受。

【主要功效】抗憂鬱、鎮靜、強化神經系統、催眠、催情
【適用】抑鬱、不安、壓力、失眠、提升性慾

DATA

原料植物：香草　種類：草本（多年生草本）	香氣：**辛香料類**（帶有濃郁深沉的甜美香草氣味） 香氣強度：強
學名：*Vanilla planifolia*	主要產地：馬達加斯加、印尼
科名：蘭科	主要成分：香草醛、香草酸、苯甲醛
萃取部位：豆莢 萃取方式：揮發性有機溶劑萃取法、 　　　　　超臨界流體萃取法	使用注意事項：由於天然精油的數量稀少，市面上流通的 　　　　　　　多半是假冒品
揮發度：後調	

使用方式　　芳香浴　　美容　　香水　　按摩

調配建議　和柑橘類、花朵類、辛香料類的精油非常契合，可作為幫助香氣持續的保留劑，創造出富有層次的香甜氣息。

敗醬科

SPIKENARD
穗甘松

原產於喜馬拉雅山脈，自然生長在北印度、西藏、中國等海拔3000～5000m的山地，分布於山的斜面、草原和泥炭地帶。植株高度大約1m，會開出粉紅色的小花。別名「匙葉甘松」。

心靈　可使心情平靜和諧，同時帶來堅定和希望。因為能帶給心靈寂靜，也適用於臨終照護。

【主要功效】強大的鎮靜效果、強化神經系統
【適用】精神平衡、心靈的寂靜

身體　強化心臟和神經。

【主要功效】強化心臟、強化靜脈、強化神經系統
【適用】心律不整、心跳過快、靜脈瘤、調節自律神經

肌膚　有舒緩肌膚、促進再生的回春功效。

【主要功效】抗發炎、形成上皮組織、抗真菌
【適用】熟齡肌膚、皺紋

DATA

原料植物：穗甘松　種類：草本（多年生草本）	香氣：**大地類**（香甜的土壤氣息） 香氣強度：強
學名：*Nardostachys jatamansi*	主要產地：印度、尼泊爾、不丹
科名：敗醬科	主要成分：β-白菖烯、廣藿香醇、α-廣藿香烯
萃取部位：根　萃取方式：水蒸氣蒸餾法	使用注意事項：安全性高
揮發度：後調	

使用方式　　芳香浴　　冷熱敷　　按摩

調配建議　可以與柑橘類、花朵類、樹脂類的精油搭配，由於帶有獨特的刺激氣味，建議少量使用。

PART

3

精油的調配

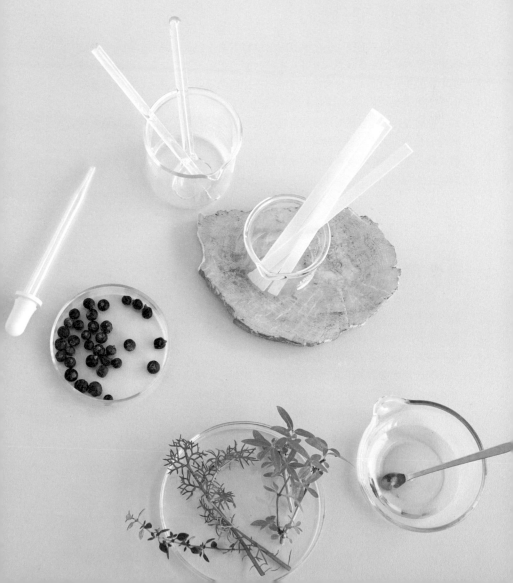

何謂調配

混合2種以上的精油稱為「調配」。
藉著使用多種精油，讓香氣和功效更加豐富多元。
不妨嘗試創造出充滿自我風格，世上獨一無二的香氣。

瞭解調配的魅力

即便只使用一種精油也能享受其功效和香氣，但是透過混合精油，可望獲得功效提升的加乘效果。另外在香氣方面，也能夠遇見只有一種精油時感受不到的全新香氣。像是單獨使用時並不起眼的精油，在混合時卻能發揮整合的重要功能等等，能夠得知香氣令人意外的一面也是一大樂趣。

調配憑藉的是自己的嗅覺和感覺，沒有一定的規則。可是，若能事先瞭解精油的揮發速度和持香時間（調性）、香氣的系統、香氣的強度這三大基礎知識，進行調配時便會發揮很大的助益。另外，從精油的化學成分可以得知精油的功效，因此事先瞭解清楚的話會方便許多（p.218）。

1 精油的揮發度（調性）

精油具有揮發性（液體容易蒸發變成氣體的性質），香氣會隨著時間經過而產生變化。每種精油揮發後釋出香氣的速度各不相同，因此若只混合揮發速度快的精油，感受到香氣的時間就會變短。相反的，若只混合揮發速度慢的精油，就會遲遲感受不到香氣。

因此只要理解表示精油揮發速度的「調性」，然後將不同調性的精油混合在一起，就能使香氣平衡持久，得以享受香氣隨時間經過所產生的變化。

調性依據揮發性的高低（持香時間），主要分成3種。

1 前調	2 中調	3 後調

「前調」是使用後隨即揮發的香氣，「中調」是中間的香氣，「後調」則是最後才揮發的香氣。

精油的揮發度（調性）與特徵

調性	前調	中調	後調
香氣的特徵	**◎持香時間** 30分鐘～2小時 **◎系統** ・多為柑橘類、草或葉子的綠意調等輕盈且容易揮發的清新香氣 **◎特徵** ・嗅吸的瞬間會率先感受到的氣味 ・決定複方精油的第一印象，為「打頭陣」的香氣 ・多半會帶來強而有力的衝擊，並且能活化身心、提振精神	**◎持香時間** 2～6時間 **◎系統** ・多為玫瑰、橙花等花朵類和藥草類、辛香料類的香氣 **◎特徵** ・為複方精油的主體，具有維持香氣平衡的作用 ・主要以能夠調節身體生理機能和平衡的香氣居多	**◎持香時間** 6小時～半天（或數天） **◎系統** ・多為樹木類和樹脂類的厚重、溫暖香氣 **◎特徵** ・揮發速度最慢，能夠發揮存在感 ・可使複方精油整體的香氣持續延長（保留劑），成為「餘香」。 ・香氣具有鎮靜效果，可促使人進入深度放鬆
揮發性	高		低
代表性精油	◆柳橙 ◆小荳蔻* ◆葡萄柚 ◆芫荽 ◆綠薄荷 ◆茶樹 ◆苦橙葉* ◆黑胡椒 ◆乳香* ◆胡椒薄荷 ◆香檸檬 ◆檸檬薄荷 ◆橘子 ◆尤加利 ◆萊姆 ◆山雞椒* ◆檸檬 ◆迷迭香　　　　等等	◆依蘭 ◆羅馬洋甘菊 ◆快樂鼠尾草 ◆巨冷杉 ◆肉桂* ◆茉莉* ◆杜松* ◆甜茴香 ◆甜馬鬱蘭 ◆歐洲赤松 ◆天竺葵 ◆百里香* ◆橙花 ◆玫瑰草 ◆乳香* ◆香蜂草* ◆薰衣草 ◆檸檬香茅 ◆奧圖玫瑰* ◆月桂　　　　等等	◆歐白芷根 ◆古巴香脂 ◆檀香 ◆雪松 ◆小花茉莉* ◆穗甘松 ◆零陵香豆 ◆廣藿香 ◆香草 ◆岩蘭草 ◆安息香 ◆銀合歡 ◆沒藥 ◆玫瑰原精　　　等等

＊…好比前調和中調，有些精油可以兼具2種調性。
　　詳情請見PART 2精油檔案的資訊欄。

2 香氣的系統

精油的香氣可依據原料植物的種類、萃取部位，大致分為8種。一般認為同種類的香氣比較容易搭配，但由於每個人對香氣的感受性不同，也可能會有人覺得相同類別的組合並不搭。以下分類僅供參考，最終還是要以自身的嗅覺進行判斷。

花朵類

甜美華麗的花香

◆玫瑰
◆依蘭
◆茉莉
◆橙花　等等

樹木類

彷彿在做森林浴一般，
深沉中帶著清新感的樹木香氣

◆檀香
◆杜松
◆雪松
◆歐洲赤松　等等

柑橘類

清新清爽的柑橘香氣

◆柳橙
◆香檸檬
◆葡萄柚
◆檸檬　等等

藥草類

宛如置身草原的綠意調，以及
藥草般的香草植物氣味

◆百里香
◆鼠尾草
◆迷迭香
◆西洋蓍草　等等

香草類

舒服清爽的
香草植物氣息

◆綠薄荷
◆甜馬鬱蘭
◆羅勒
◆快樂鼠尾草　等等

樹脂類

香甜而沉穩，
充滿深度的樹脂氣味

◆乳香
◆沒藥
◆古巴香脂
◆安息香　等等

辛香料類

能夠成為突出亮點的
刺激香料味

◆薑
◆小荳蔻
◆黑胡椒
◆肉桂　等等

大地類

讓人想到大地的
深沉土壤氣息

◆廣藿香
◆岩蘭草
◆穗甘松　等等

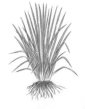

3 香氣的強度

　　精油的香氣有強弱之分。有些香氣很強烈，只需要極少量即可讓整體味道令人印象深刻，因此一滴、一滴視情況慢慢添加非常重要。混合強烈香氣和微弱香氣時，建議劑量比例為1：3或1：4，可多加一點香氣微弱的精油讓味道保持平衡。

強	中	弱
◆歐白芷	◆小荳蔻	◆柳橙
◆永久花	◆快樂鼠尾草	◆葡萄柚
◆依蘭	◆巨冷杉	◆綠花白千層
◆德國洋甘菊	◆芫荽	◆橘子
◆羅馬洋甘菊	◆絲柏	◆落葉松
◆白松香	◆檀香	◆檸檬
◆丁香	◆香茅	
◆雪松	◆小花茉莉	
◆肉桂	◆杜松漿果	
◆茉莉	◆甜馬鬱蘭	
◆薑	◆歐洲赤松	
◆穗甘松	◆綠薄荷	
◆鼠尾草	◆百里香	
◆天竺葵	◆茶樹	
◆零陵香豆	◆橙花	
◆廣藿香	◆玫瑰草	
◆香草	◆苦橙葉	
◆茴香	◆黑胡椒	
◆岩蘭草	◆乳香	
◆胡椒薄荷	◆香檸檬	
◆安息香	◆檸檬薄荷	
◆銀合歡	◆香橙	
◆香蜂草	◆萊姆	
◆檸檬尤加利	◆薰衣草	
◆檸檬香茅	◆奧圖玫瑰	
◆玫瑰原精　　　等等	◆迷迭香	
	◆月桂　　　等等	

精油的調配方式

以下不會將重點擺在精油的作用和效能，
而是以創造出喜歡的香氣為主，解說調配的方式。
請盡情享受香氣的美妙合奏。

STEP **1**

思考調配的主題

在調配精油之前，首先要思考自己想創造出
什麼樣的香氣。如果有想使用的精油，就從
那裡展開想法。除此之外，也有因應用途來
決定主題的方式。

例如…

- ⊙ **想要使用乳香**

- ⊙ **思考香氣的形象**
  「想要調出木質香氣」
  「想要調出香甜氣味」
  「想要調出清爽香氣」　等等

- ⊙ **決定用途**
  「母親節的禮物」
  「慶祝朋友的生日」　等等

選擇精油

然後依據精油的調性（p.135）、香氣的系
統（p.136）、香氣的強度（p.137），組合
各種不同的精油。在完全習慣之前，建議最
多混合3～4種精油就好。

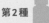 **「想要使用乳香」時的
3種精油的挑選方式。**

 第1種　乳香

從p.103「乳香」的資訊欄中，確認揮發度
（調性）和香氣、香氣的強度。

乳香

揮發度：前～中調	
香氣：樹脂類（香甜的煙燻味。阿曼種的味道較為清新且辛辣，索馬利亞種的煙燻味突出，印度種的味道則較輕盈且辛辣）	
香氣強度：中	

第2種　花梨木

思考想要在第1種香氣中增添何種香氣，然
後找出符合需求的精油。

▶ 因為「想要添加清爽的樹木香氣」，於是
從樹木類中選擇帶有花香氣味的「花梨木」
（p.120）。

花梨木

揮發度：中調	
香氣：樹木類（帶有樹木的清爽感和花香氣味）	
香氣強度：中	

準備工具

- 精油
- 聞香紙
- 燒杯
- 玻璃棒
- 保存瓶（具遮光性）
- 筆記本
- 標籤

▶ **什麼是聞香紙？**

試聞精油或是香水的味道時，所使用的細長紙條。

STEP **2**

均衡的調性組合（建議比例）

前調	:	中調	:	後調
30～40%		40～50%		20%

第3種 廣藿香

選擇揮發度（調性）和第1、2種不同的精油。為了讓香氣不容易散去，最好加入一種後調精油。

第1種：乳香（前～中調）
第2種：花梨木（中調）

請參考p.135的內容，選擇後調的精油。因為後調精油的種類很少，各位只要從中添加自己喜歡的香氣即可。

▶ 添加了充滿東方情調、香氣濃郁的「廣藿香」（p.75）。

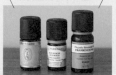

最後選出以下3種！

第1種：乳香
（前～中調／樹脂類／中）
第2種：花梨木
（中調／樹木類／中）
第3種：廣藿香
（後調／大地類／強）

STEP **3**

嗅聞香氣

決定好要混合的精油後，將那些精油沾在聞香紙上，試聞香氣。

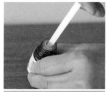

1 沾法
只要將聞香紙的末端伸入精油瓶口，就會自然而然吸附上來。

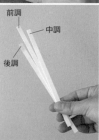

前調
中調
後調

2 拿法
想像精油調和完畢的狀態，拿著3張聞香紙嗅聞。這時要將前調精油拿得最高，後調精油拿得最低，這樣才會接近混合好的狀態。

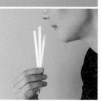

3 聞法
讓聞香紙靠近鼻子嗅聞香氣。

▶▶▶ 如果覺得香氣OK就前往 **STEP 4**。若不符合喜好則回到 **STEP 2**，改換其他精油。

MEMO
在沒有沾上精油的聞香紙末端寫上精油名稱。擺在桌上時，要將沾上精油的那一端往上折3～4cm，這樣精油才不會附著在桌上。

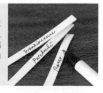

▶接續下一頁　139

混合精油

將精油放入燒杯中攪拌。

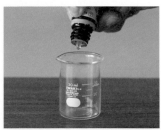

1 在燒杯中放入後調精油,再依序加入中調、前調。添加比例為前:中:後 =30 ～ 40%:40 ～ 50%:20%。

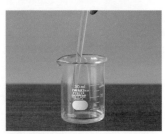

2 用玻璃棒攪拌。

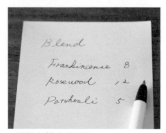

Blend

Frankincense 8

Rosewood 12

Patchouli 5

3 記錄各精油的滴數。

例如…

調性	滴數	精油名稱	建議比例
前調	8滴	乳香	32%
中調	12滴	花梨木	48%
後調	5滴	廣藿香	20%

嗅聞香氣

用聞香紙沾取混合好的精油,實際試聞並確認香氣的調和狀態。

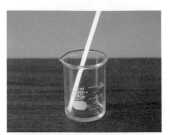

用聞香紙的末端沾取混合好的精油。

▶▶▶ 如果覺得香氣OK就前往 **STEP 6**。
若不符合喜好就改變使用的精油比例,或是加入其他精油進行調整。

例如…

○ **過於清新**
增加後調精油的劑量。如果沒有添加後調精油就加入。

○ **某種香氣過於強烈**
像是將其他2種精油的劑量加倍等等,增加用量。
※洋甘菊、天竺葵、檸檬香茅的香氣強烈,須特別留意。

○ **整體不夠協調**
加入幾乎和所有精油都很契合的精油加以緩和。藉著添加不同的香氣系統讓香氣產生變化。
幾乎和所有精油都契合的精油 ▶ 柳橙、苦橙葉、葡萄柚等等。

MEMO
若要增加劑量或追加精油,
記得要將這件事情記錄下來。

移入保存瓶

由於精油接觸到空氣會氧化，照射到光線和紫外線則會劣化，因此務必要放入具遮光性的保存瓶。

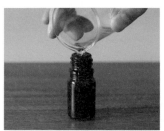

將保存瓶放置在平坦處，放入調配好的精油。

貼上標籤

在標籤寫上複方精油名、混合的精油名稱、日期，貼於瓶身。

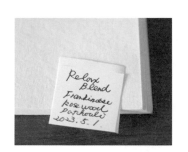

讓調配好的精油加以熟成

將遮光瓶的瓶蓋確實旋緊，靜置一晚（7～8小時）。藉由靜置使香氣融合熟成。

嗅聞香氣

用聞香紙沾取靜置過的精油，確認香氣。如果喜歡這個香氣，下次製作時不妨將劑量加倍。

▶ ▶ ▶ 若不符合喜好則回到 **STEP 5**，
　　　增加精油的劑量或添加其他精油。

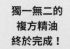

獨一無二的
複方精油
終於完成！

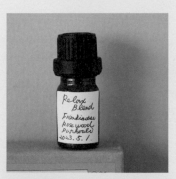

複方精油可以搭配植物油或其他基材，運用在香水等各種用品上。

＊請將精油置於陰涼處保存，並在1個月內使用完畢。

▶ ▶ ▶ **香水等自製芳療用品的作法** ▶
　　　p.148

自行調配出迷人的香水

柑 橘 調

[柑橘果香]

配方1

清新感 No.1

結合氣味清新的檸檬、充滿水果香氣的葡萄柚和苦橙葉這3款精油，調配出讓人聯想到樹上果實的味道。

材料（10滴，0.5ml的量）

檸檬	5滴
葡萄柚	3滴
苦橙葉	2滴

精油	調性	香氣系統	香氣強度
檸檬	前調	柑橘類	弱
葡萄柚	前調	柑橘類	弱
苦橙葉	前～中調	柑橘類	中

配方2

充滿柳橙的溫暖與甜美

以甜美的柳橙和橙花為主體，加入不同的香氣系統，調配出溫暖、甜美又有層次，給人爽身粉印象的複方精油。

材料（10滴，0.5ml的量）

甜橙	4滴
芫荽	2滴
橙花	2滴
檀香	1滴
零陵香豆	1滴

精油	調性	香氣系統	香氣強度
甜橙	前調	柑橘類	弱
芫荽	前調	辛香料類&藥草類	中
橙花	中調	花朵類	中
檀香	後調	樹木類	中
零陵香豆	後調	辛香料類	強

[柑橘薄荷]

配方1

清爽的綠意與清涼感

帶有清爽感與綠意的萊姆，搭配上胡椒薄荷的強烈清涼感。山雞椒能支撐萊姆的香氣，創造出清爽鮮明的印象。

材料（10滴，0.5ml的量）

萊姆	5滴
胡椒薄荷	3滴
山雞椒	2滴

精油	調性	香氣系統	香氣強度
萊姆	前調	柑橘類	中
胡椒薄荷	前調	藥草類&香草類	強
山雞椒	前～中調	柑橘類	中

配方2

甜美薄荷的完美合奏

清新水嫩的葡萄柚和2種甜美的薄荷，再加上味道清爽的針葉樹。與土壤般的氣味結合讓整體更顯甜美。

材料（10滴，0.5ml的量）

葡萄柚	3滴
檸檬薄荷	2滴
綠薄荷	1滴
巨冷杉	3滴
廣藿香	1滴

精油	調性	香氣系統	香氣強度
葡萄柚	前調	柑橘類	弱
檸檬薄荷	前調	柑橘類	中
綠薄荷	前調	香草類	中
巨冷杉	中調	樹木類	中
廣藿香	後調	大地類	強

香水等的香氣，一般可分為柑橘調、草本調、花香調、木質調等種類。以下會介紹各分類的原創調香。請參考以下配方，製作自己獨創的香水。

※調亦可指稱香氣的香調。

香水的作法 ▶ p.155

草本調

[芳香草本]

配方1
散發強而有力的草本氣息

在芳樟醇百里香的清爽香草氣味中，帶著蘋果般的甜美氣息和香蜂草的舒暢感。這是一款草本氣息強烈的複方精油。

材料（10滴，0.5mℓ的量）

芳樟醇百里香	5滴
香蜂草	3滴
羅馬洋甘菊	2滴

精油	調性	香氣系統	香氣強度
芳樟醇百里香	前～中調	藥草類	中
香蜂草	前～中調	柑橘類	強
羅馬洋甘菊	中調	花朵類&香草類	強

配方2
清爽的甜美香氛

以甜美香氣為主的複方精油。從柳橙的香甜擴展到舒服的香草氣味，樹木和土壤的味道穩固地支撐著整體。

材料（10滴，0.5mℓ的量）

甜橙	3滴
甜茴香	2滴
快樂鼠尾草	2滴
廣藿香	1滴
雪松	2滴

精油	調性	香氣系統	香氣強度
甜橙	前調	柑橘類	弱
甜茴香	中調	藥草類	強
快樂鼠尾草	中調	香草類	中
廣藿香	後調	大地類	強
雪松	後調	樹木類	強

[草本薰苔]

配方1
讓薰衣草帶有苦味

以薰衣草為主，搭配上新鮮微苦的香檸檬和帶有煙燻感的岩蘭草。利用苦味降低薰衣草散發的香甜感。

材料（10滴，0.5mℓ的量）

香檸檬	3滴
薰衣草	5滴
岩蘭草	2滴

精油	調性	香氣系統	香氣強度
香檸檬	前調	柑橘類	中
薰衣草	中調	花朵類	中
岩蘭草	後調	大地類	強

配方2
展現薰衣草的華麗優雅

利用天竺葵讓薰衣草變得華麗，同時以木質&濕潤土壤的氣味，還有薰苔調不可或缺的零陵香豆調配出優雅的爽身粉香氣。

材料（10滴，0.5mℓ的量）

薰衣草	4滴
天竺葵	2滴
雪松	2滴
零陵香豆	1滴
岩蘭草	1滴

精油	調性	香氣系統	香氣強度
薰衣草	中調	花朵類	中
天竺葵	中調	花朵類	強
雪松	後調	樹木類	強
零陵香豆	後調	辛香料類	強
岩蘭草	後調	大地類	強

花香調

[複合花香]

配方1
甜美 & 玫瑰香氣

苦橙葉的綠意感會讓濃郁奢華的玫瑰香氣變得清爽柔和。香草的甜美能夠支撐整體，達成富有層次的平衡。

材料（10滴，0.5㎖的量）

苦橙葉	5滴
香草	3滴
玫瑰原精	2滴

精油	調性	香氣系統	香氣強度
苦橙葉	前～中調	柑橘類	中
香草	後調	辛香料類	強
玫瑰原精	後調	花朵類	強

配方2
宛如鮮明亮麗的花束

利用橙花和茉莉讓玫瑰的香氣變得更加鮮明且亮麗。並以香蜂草的香氣加以點綴，讓整體味道顯得奢華而鮮明。

材料（10滴，0.5㎖的量）

橙花	3滴
奧圖玫瑰	3滴
香蜂草	2滴
茉莉	1滴
檀香	1滴

精油	調性	香氣系統	香氣強度
橙花	中調	花朵類	中
奧圖玫瑰	中～後調	花朵類	中
香蜂草	前～中調	柑橘類	強
茉莉	中～後調	花朵類	強
檀香	後調	樹木類	中

[東方花香]

配方1
華麗的異國情調

利用茉莉和特級依蘭創造出濃郁妖豔的花香，再以柳橙帶出明亮的甜美感。整體散發著華麗的異國情調。

材料（10滴，0.5㎖的量）

甜橙	6滴
特級依蘭	1滴
茉莉	3滴

精油	調性	香氣系統	香氣強度
甜橙	前調	柑橘類	弱
特級依蘭	中調	花朵類	強
茉莉	中～後調	花朵類	強

配方2
清爽的東方調

略帶苦味的橘子和充滿綠意感的小花茉莉，營造出清爽的東方調香氣。甜美的後調會緩緩地散發出香味。

材料（10滴，0.5㎖的量）

紅橘	3滴
小花茉莉	2滴
香草	2滴
檀香	2滴
廣藿香	1滴

精油	調性	香氣系統	香氣強度
紅橘	前調	柑橘類	弱
小花茉莉	中～後調	花朵類	中
香草	後調	辛香料類	強
檀香	後調	樹木類	中
廣藿香	後調	大地類	強

木質調

[辛辣木質]

配方1
清新＆辛辣

在杜松漿果清爽且清新的氣味中，玫瑰靜靜地散發香氣，既香甜又辛辣的小荳蔻則讓整體變得充滿刺激感。

材料（10滴，0.5㎖的量）

杜松漿果	5滴
小荳蔻	2滴
奧圖玫瑰	3滴

精油	調性	香氣系統	香氣強度
杜松漿果	前～中調	樹木類	中
小荳蔻	前～中調	辛香料類	中
奧圖玫瑰	中～後調	花朵類	中

配方2
甜美＆辛辣

這款複方精油結合了清爽、甜美和辛辣感。藉由組合各種不同的香氣系統，讓香味產生豐富多元的層次。

材料（10滴，0.5㎖的量）

芫荽	2滴
苦橙葉	2滴
月桂	2滴
薰衣草	1滴
雪松	3滴

精油	調性	香氣系統	香氣強度
芫荽	前調	辛香料類＆藥草類	中
苦橙葉	前～中調	柑橘類	中
月桂	中調	樹木類＆辛香料類	中
薰衣草	中調	花朵類	中
雪松	後調	樹木類	強

[木質香脂]

配方1
加深呼吸的琥珀香氣

乳香可加深呼吸，橙花帶有恰到好處的甜味，檀香則具有溫柔的包覆力。琥珀調香氣很適合在與自己對話的冥想時使用。

材料（10滴，0.5㎖的量）

乳香	4滴
橙花	3滴
檀香	3滴

精油	調性	香氣系統	香氣強度
乳香	前～中調	樹脂類	中
橙花	中調	花朵類	中
檀香	後調	樹木類	中

配方2
最適合冥想的深沉香氣

帶有苦味的香檸檬會最先散發出來，隨著呼吸慢慢地加深，便會漸漸感受到木頭和土壤的氣味。這是一款會讓人聯想到大地、富有層次的香氣。

材料（10滴，0.5㎖的量）

香檸檬	2滴
乳香	3滴
落葉松	3滴
岩蘭草	1滴
雪松	1滴

精油	調性	香氣系統	香氣強度
香檸檬	前調	柑橘類	中
乳香	前～中調	樹脂類	中
落葉松	中調	樹木類	弱
岩蘭草	後調	大地類	強
雪松	後調	樹木類	強

香氣與調配精油的
相關用語解說

香氣用語		
	芳香	薰衣草之類的甜美香氣
	琥珀	帶有煙燻感的木質香氣
	木質	樹木和針葉的氣味
	辛辣木質	在木頭的香氣中加入辛辣感的中性氣味
	木質香脂	富有層次的木頭香氣，以及帶有穩定感、適合冥想的溫暖甜香
	異國情調	中東、近東和印度等的異國氛圍
	東方調	東洋、東南亞的氛圍
	綠意感	葉片、枝條的青草味
	柑橘調	以柑橘類為主的清爽香調
	爽身粉調	如嬰兒爽身粉或蜜粉般粉粉的香甜氣味
	草本	藥草類和香草類的天然草本香氣
	芳香草本	在草本植物中，氣味格外香甜的香草類
	草本調	以草本植物為主，藥草類和香草類的天然香調
	香脂	甜美溫暖的樹脂香味
	薰苔	模擬蕨類植物的香氣，主要是由薰衣草的花、香草植物的香氣、香豆素、木質和土壤氣味組合而成，源於1882年法國Houbigant公司發表的香水「Fougére Royale」
	果香	水果般香甜的氣味
	複合花香	以花香為主的華麗甜美氣味
	東方花香	花香調中帶有性感甜美氣息的東方調香氣
	薄荷	可以感受到薄荷氣息的清新綠意調香氣

調配精油的用語		
	調配的緩和劑	能讓複方精油更易於融合的精油。主要為柳橙、苦橙葉、葡萄柚等
	調配的強化劑	當複方精油的香氣不夠理想時，添加後能讓整體香氣變好的精油。主要為柳橙、葡萄柚、薰衣草等
	調配的保留劑	有幫助複方精油持續香氣的作用。主要多為後調精油
	香氣增量劑	讓玫瑰感覺更像玫瑰的精油。主要為天竺葵、玫瑰草等

實踐！
芳香療法

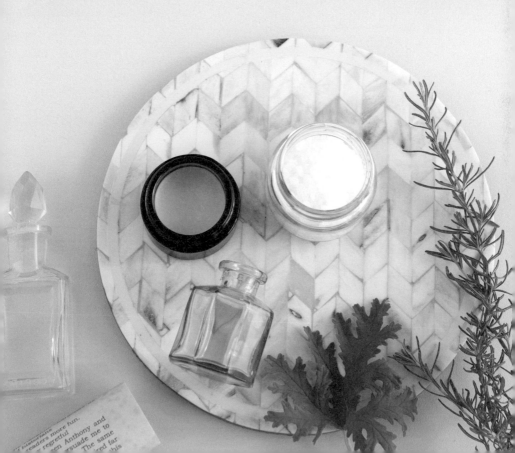

自製芳療用品

製作芳療用品會使用到精油與其他材料。
可以用喜歡的香氣輕鬆完成這一點令人開心，
自己挑選材料也會更放心。請各位務必試著動手做做看。

何謂芳療用品

只要混合精油和無水酒精、植物油等基材，就能製作出化妝水、香水、沐浴乳等各種芳療用品。
「不同症狀的照護配方（p.180）」中所介紹的配方，就是以這裡的芳療用品作法為基礎。

製作芳療用品的注意事項

· 精油具有可以溶解塑膠的性質，因此要使用玻璃材質的工具和容器。

· 工具和容器要用中性清潔劑清洗乾淨，完全乾燥後加以保管。

· 燒杯、玻璃棒、保存容器清洗後，必須煮沸消毒或用酒精消毒。

· 卸妝油、化妝水等液體，使用前要充分搖晃混合。

· 芳療用品是自娛用的小物，若要贈送給家人或朋友，請自行承擔相關責任。

· 未經許可以個人名義販售芳療用品是違法的行為。相關法律條文會在p.216說明。

測量

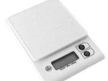

◉ **磅秤**

請準備能夠以1g為單位進行測量的磅秤。可扣除容器重量的電子秤使用起來較方便。

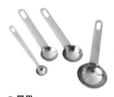

◉ **量匙**

1小匙=5mℓ，1大匙=15mℓ。若連1/2小匙、1/4小匙也備齊的話會更加方便。請與烹調用量匙分開使用。

備齊更便利的工具＆保存容器

工具和保存容器都可以在芳療專門店或販售實驗器材的商店購得。
關於精油以外的材料，植物油的解說請見p.212，其餘基材請見p.214的說明。

混合

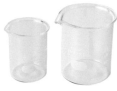

耐熱玻璃棒　竹籤　攪拌勺

◉ **耐熱玻璃棒**（左）
用來攪拌材料。建議多
準備幾支。

◉ **竹籤**（中）
用來攪拌經過隔水加熱
的蜜蠟或乳木果油。

◉ **攪拌勺**（右）
用來攪拌黏土很方便。

◉ **玻璃燒杯**
測量植物油等液體時使
用。建議準備10㎖、30
㎖、50㎖等不同尺寸會
比較方便。最好選擇具
耐熱性，可以隔水加熱
的產品。

◉ **玻璃容器**
除了液體之外，也能用
來攪拌混合固形物。建
議準備不同尺寸會比較
方便。選擇耐熱材質的
容器就能在任何情況下
使用。

保存

精油照射到光線會劣化，因此請盡量使用具遮光性的保存容器。

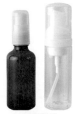

◉ **噴霧瓶**　　◉ **按壓瓶**　　◉ **乳霜罐**　　◉ **香水瓶**　　◉ **滴管瓶**　　◉ **保存瓶**

◉ **Memo**
請在保存容器上黏貼寫
有品名、材料、製造日
期的標籤。

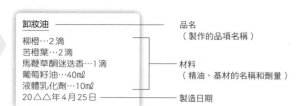

卸妝油 ──────── 品名
（製作的品項名稱）

柳橙…2滴
苦橙葉…2滴
馬鞭草酮迷迭香…1滴　── 材料
葡萄籽油…40㎖　　　　（精油、基材的名稱和劑量）
液體乳化劑…10㎖
20△△年4月25日 ──── 製造日期

保養品

請配合膚質和肌膚狀態
進行調整。

卸妝油

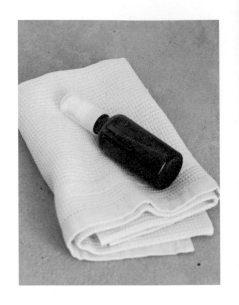

基本材料 （約50ml的量）

精油 ……………………………… 1〜10滴
植物油 ……………………………… 40ml
液體乳化劑 ……………………………… 10ml

作法

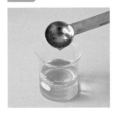

1 在燒杯中放入植物油和乳化劑。

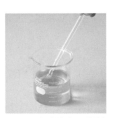

2 用玻璃棒充分攪拌均勻。

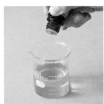

3 加入精油，用玻璃棒攪拌均勻。

Point

・由於精油的香氣容易發散，因此不要一開始就放入燒杯中，要在其他基材放入後再加入。

●保存　完成後裝進遮光按壓瓶中，置於陰涼處保存，並在2週內使用完畢。

建議配方

油性肌膚適用

精油
　柳橙…2滴
　苦橙葉…2滴
　馬鞭草酮迷迭香…1滴
植物油
　葡萄籽油…40ml
液體乳化劑…10ml

乾燥肌膚適用

精油
　乳香…2滴
　薰衣草…2滴
　花梨木或烏樟…1滴
植物油
　甜杏仁油…45ml
液體乳化劑…5ml

敏感肌膚適用

精油
　薰衣草…1滴
　橙花…1滴
植物油
　杏桃核仁油…45ml
液體乳化劑…5ml

想要保濕的人
可以另外加入甘油。

化妝水

基本材料 （約50ml的量）

精油	1～10滴
無水酒精	5ml
植物性甘油（依個人喜好）	5ml

※想要保濕時可以加入甘油。

純水或純露	40～45ml

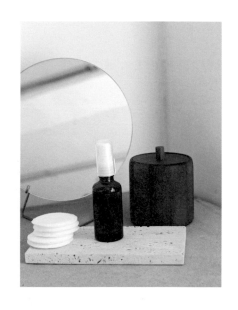

作法

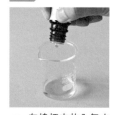

1 在燒杯中放入無水酒精，然後加入欲使用的精油。

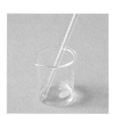

2 用玻璃棒充分攪拌均勻。

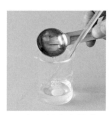

3 加入純水和甘油，然後用玻璃棒攪拌均勻。

Point

・精油雖然具疏水性，卻可以溶於酒精，因此要先溶解之後再和純水混合。

・希望發揮保濕效果的人可加入植物性甘油，想要清爽感的人則不要添加。

● 保存 完成後裝進遮光按壓瓶中冷藏保存，並在2週內使用完畢。

建議配方

油性肌膚適用

精油
| 苦橙葉…2滴
| 薰衣草…2滴
| 香桃木…1滴
無水酒精…5ml
純露
| 金縷梅花水…45ml

乾燥肌膚適用

精油
| 天竺葵…2滴
| 羅馬洋甘菊*…2滴
| 廣藿香…1滴
無水酒精…5ml
植物性甘油…5ml
純露
| 玫瑰花水…40ml

＊對菊科過敏者請改用薰衣草。

敏感肌膚適用

精油
| 橙花…1滴
無水酒精…2ml
植物性甘油…3ml
純露
| 橙花花水…45ml

打造乾淨透亮的肌膚。

臉部泥膜

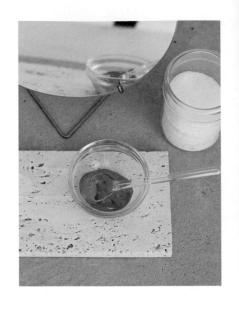

基本材料 （1次的量）

精油	1～2滴
黏土（綠色）	15g
植物油	2.5㎖
純水（或純露）	10～15㎖

作法

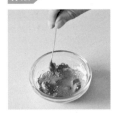

1 在玻璃容器中放入黏土後，分3次左右加入純水，每次加入後都要用攪拌勺拌勻。

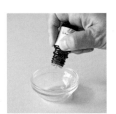

2 在另一個玻璃容器中放入植物油，加入精油後用玻璃棒攪拌均勻。

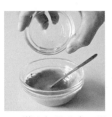

3 將2加入1中，用攪拌勺混拌均勻。

Point

・利用水量調整泥膜的軟硬度。偏硬的話，敷完後肌膚會比較Q彈，偏稀的話，則容易塗抹也容易洗掉，相當便於日常使用。

・泥膜完成後要立刻使用，而且使用之前必須卸妝洗臉。

・建議泥膜每週使用大約1次。

● 保存　不可保存，須立即使用完畢。

建議配方

油性肌膚＆春夏適用

精油
　橘子…1滴
黏土（綠色）…15g
純露
　金縷梅花水…10～15㎖

※因為使用目的是深層清潔，所以不加入植物油。

乾燥肌膚＆秋冬適用

精油
　天竺葵…1滴
黏土（綠色）…15g
植物油
　荷荷芭油…2㎖
純露
　玫瑰花水…10～15㎖

抗老化適用

精油
　奧圖玫瑰…1滴
黏土（綠色）…15g
植物油
　摩洛哥堅果油…2.5㎖
芳香蒸留水
　玫瑰花水…10～15㎖

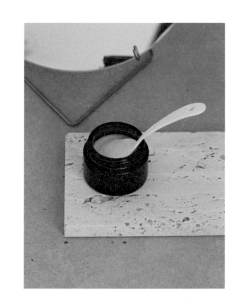

利用蜜蠟的保濕效果
讓肌膚水嫩潤澤！

身體&臉部乳膏

基本材料 （約25ml的量）

精油 …………………………………… 1～10滴
※臉部用最多5滴，身體用最多10滴。

A ┌ 蜜蠟 …………………………… 5g
　 └ 植物油 ………………………… 20ml

作法

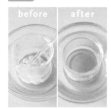

1 在耐熱燒杯中放入A，以隔水加熱的方式融化蜜蠟。

※也可以用微波爐（600W）每次加熱10秒，使其融化。

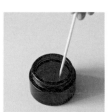

2 移入保存容器後用竹籤攪拌均勻，使其稍微冷卻。

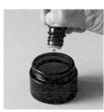

3 加入精油，繼續用竹籤攪拌均勻。

Point

・由於精油不耐熱，加入之前要讓蜜蠟稍微冷卻。蜜蠟冷卻過頭則會凝固，因此要在凝固之前加入精油。

◉保存　完成後裝進遮光乳霜罐中，置於陰涼處保存，並在1個月內使用完畢。

建議配方

身體乳膏	臉部乳膏	護唇膏
精油	**精油**	**精油**
苦橙葉…4滴	乳香…2滴	橘子…1滴
天竺葵…2滴	奧圖玫瑰…2滴	蜜蠟…3g
薰衣草…2滴	廣藿香…1滴	**植物油**
蜜蠟…5g	蜜蠟…5g	荷荷芭油…9ml
植物油	**植物油**	
甜杏仁油…20ml	摩洛哥堅果油…10ml	
	荷荷芭油…10ml	

153

利用乳木果油滋潤肌膚。

身體&臉部乳霜

基本材料 （約25㎖的量）

精油 ···································· 1～10滴
※臉部用最多5滴，身體用最多10滴。

A ┌ 乳木果油 ························· 20g
　└ 植物油 ·························· 5㎖

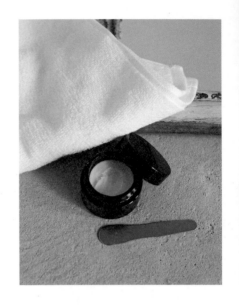

作法

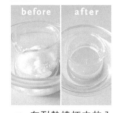

before　after

1 在耐熱燒杯中放入A，以隔水加熱的方式融化乳木果油。
※也可以用微波爐（600W）每次加熱10秒，使其融化。

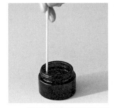

2 移入保存容器後用竹籤攪拌均勻，使其稍微冷卻。

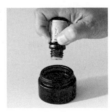

3 加入精油，繼續用竹籤攪拌均勻。

Point

・由於精油不耐熱，加入之前要讓乳木果油稍微冷卻。

● 保存　完成後裝進遮光乳霜罐中，置於陰涼處保存，並在1個月內使用完畢。

建議配方

身體乳霜	臉部乳霜	眼霜
精油	**精油**	**精油**
橘子···3滴	玫瑰草···2滴	橙花···2滴
天竺葵···3滴	薰衣草···2滴	檀香···1滴
雪松···2滴	岩蘭草···1滴	廣藿香···1滴
乳木果油···20g	乳木果油···20g	奧圖玫瑰···1滴
植物油	**植物油**	乳木果油···20g
荷荷芭油···5㎖	摩洛哥堅果油···5㎖	**植物油**
		摩洛哥堅果油···5㎖

▍香水

享受自己喜愛的香味。

精油香水

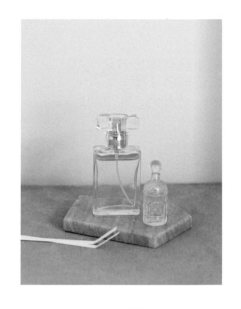

基本材料	（約10mℓ的量）
精油	30～50滴
無水酒精	9mℓ
純水	1mℓ

作法

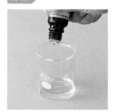

1 在燒杯中放入無水酒精，然後加入欲使用的精油。

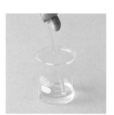

2 用玻璃棒充分攪拌均勻。

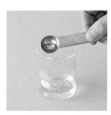

3 加入純水，用玻璃棒攪拌均勻。

Point

・若要調配複方精油請事先進行。推薦的複方精油配方請見p.142～145。

● 保存　完成後裝進香水瓶中，置於陰涼處保存，並在3個月內使用完畢。若要隨身攜帶的話，須使用可遮光的香水噴瓶。

對酒精過敏的人適用

用精油和荷荷芭油製作，塗抹使用。

▶ 材料和作法（約10mℓ）
在燒杯中放入荷荷芭油10mℓ之後，加入精油2～50滴，用玻璃棒攪拌均勻（精油濃度為1～25％）。以旋轉塗抹式的滾珠瓶保存。

● 各種香水的精油&酒精濃度

香水種類	精油濃度	酒精濃度
古龍水噴霧	1～4%	約80%
古龍水	4～8%	約80%
淡香水	8～12%	約85%
淡香精	12～15%	約85%
香精	15～25%	約90%
精華	25～30%	約90%

※精油1滴為0.05mℓ。

沐浴時光

除了具有排毒效果
還能消除水腫。

沐浴鹽

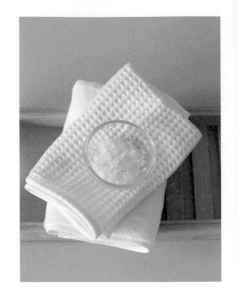

基本材料 （1次的量）

精油	6～12滴
天然鹽	30g
植物油	2.5mℓ

作法

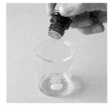

1 在燒杯中放入植物油，然後加入欲使用的精油。

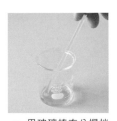

2 用玻璃棒充分攪拌均勻。

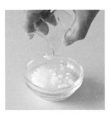

3 在玻璃容器中放入天然鹽，加入2後用玻璃棒攪拌均勻。

Point

・製作完畢後要立刻使用。泡澡之前先放入浴缸，充分攪拌。
・由於有些浴缸無法使用沐浴鹽，請務必查閱使用說明書的內容。
・泡澡後要立刻沖掉，並清洗浴缸和排水孔。

● 保存　不可保存，須立即使用完畢。

建議配方

暖和身體

精油
　香橙…3滴
　甜馬鬱蘭…2滴
　黑胡椒…1滴
天然鹽…30g
植物油
　葡萄籽油…2.5mℓ

放鬆＆助眠

精油
　扁柏…2滴
　香檸檬…2滴
　薰衣草…2滴
天然鹽…30g
植物油
　甜杏仁油…2.5mℓ

淨化身心

精油
　杜松漿果…2滴
　瑞士石松…2滴
　香桃木…2滴
天然鹽…30g
植物油
　甜杏仁油…2.5mℓ

去除老廢角質和汙垢，
讓肌膚光滑柔嫩。

身體磨砂膏

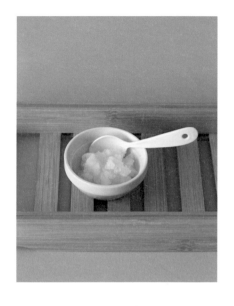

基本材料 （2～3次的量）

精油	3～12滴
天然鹽（或砂糖）	30～60g
植物油	15～30㎖

作法

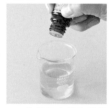

1 在燒杯中放入植物油，然後加入欲使用的精油。

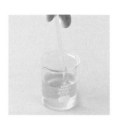

2 用玻璃棒充分攪拌均勻。

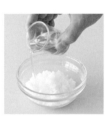

3 在玻璃容器中放入天然鹽，加入 **2** 後用玻璃棒攪拌均勻。

Point

・如果天然鹽的顆粒太粗，就選擇顆粒細緻的鹽用起來才不會痛。
・敏感肌膚者要改用刺激性較低的砂糖。
・使用前要充分攪拌。

◉ **保存** 完成後裝進保存容器中，置於陰涼處保存，並在1週內使用完畢。

建議配方

緊實身體

精油
　葡萄柚…6滴
　絲柏…3滴
　杜松漿果…3滴
天然鹽…60g
植物油
　葡萄籽油…30㎖

腳掌＆腳跟適用

精油
　柳橙…1滴
　雪松…1滴
　橘子…1滴
天然鹽…30g
植物油
　甜杏仁油…15㎖

敏感肌膚適用

精油
　天竺葵…2滴
　苦橙葉…2滴
砂糖…60g
植物油
　杏桃核仁油…30㎖

用喜愛的香氣包覆全身。

沐浴乳

基本材料 （約50mℓ的量）

精油 5～20滴
無香料沐浴乳 50mℓ

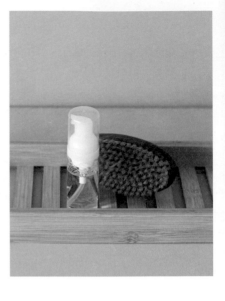

作法

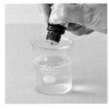

1 在燒杯中放入無香料沐浴乳，然後加入欲使用的精油。

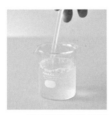

2 用玻璃棒充分攪拌均勻。

Point
·只要將材料的無香料沐浴乳換成洗手乳，就成了香氛洗手乳。

◎ 保存　完成後裝進按壓瓶中，置於陰涼處保存，並在1個月內使用完畢。

建議配方

淨化肌膚沐浴乳	除臭沐浴乳	潔淨洗手乳
精油	**精油**	**精油**
橘子…5滴	苦橙葉…4滴	檸檬…5滴
茶樹…3滴	檸檬薄荷…3滴	芳樟醇百里香…3滴
廣藿香…2滴	雪松…3滴	穗花薰衣草…2滴
無香料沐浴乳…50mℓ	無香料沐浴乳…50mℓ	無香料洗手乳…50mℓ

促進頭皮血液循環，
達到保養功效。

養髮液

基本材料 （約30㎖的量）

精油	6 ～ 12滴
無水酒精	10㎖
純露	20㎖

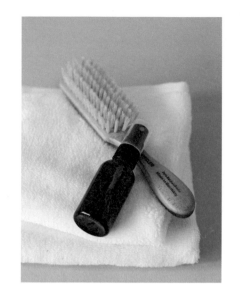

作法

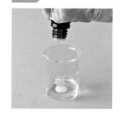

1 在燒杯中放入無水酒精，然後加入欲使用的精油。

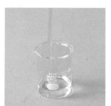

2 用玻璃棒充分攪拌均勻。

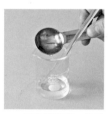

3 加入純露後，用玻璃棒攪拌均勻。

Point

・洗髮後或梳髮前噴灑於頭皮。

● 保存　完成後裝進遮光噴霧瓶中，置於陰涼處保存，並在2週內使用完畢。

建議配方

保養頭皮＆生髮

精油
快樂鼠尾草…2滴
雪松…2滴
樟腦迷迭香…2滴
無水酒精…10㎖
純露
迷迭香花水…20㎖

消除頭皮臭味

精油
雪松…2滴
馬鞭草酮迷迭香…2滴
苦橙葉…2滴
無水酒精…10㎖
純露
胡椒薄荷花水…20㎖

頭皮多汗症適用

精油
快樂鼠尾草…2滴
絲柏…2滴
綠薄荷…2滴
無水酒精…10㎖
純露
金縷梅花水…20㎖

▌口腔保健

保健並維持口氣清新。

漱口水

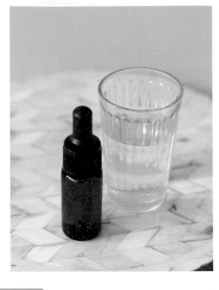

基 本 材 料 （約10㎖的量）

精油 ………………………………… 1～4滴
蒸餾酒 ……………………………… 10㎖
※使用伏特加等酒精濃度90度以上的酒類。

作法

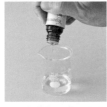

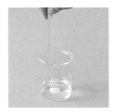

1 在燒杯中放入蒸餾酒，然後加入欲使用的精油。

2 用玻璃棒充分攪拌均勻。

使用方式

在一杯水（150ml）中加入2～3滴漱口水，刷牙後倒入口中含漱。使用後毋須再用水漱口。

Point

· 使用時必須留意避免吞嚥。

● 保存　裝進遮光滴管瓶中冷藏保存，並在2週內使用完畢。

建議配方

消除口臭

精油
　檸檬…2滴
　綠薄荷…1滴
　小荳蔻…1滴
蒸餾酒（伏特加）…10㎖

口內炎適用

精油
　茶樹…4滴
蒸餾酒（伏特加）…10㎖

口腔衛生&對抗傳染病（漱口）

精油
　茶樹…2滴
　檸檬…1滴
蒸餾酒（伏特加）…10㎖

衛生保健

噴在口罩內側或手指上。

口罩&手部噴霧

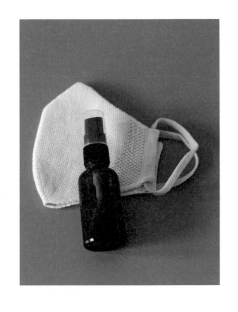

基本材料 （約30㎖的量）

精油 ………………………………………… 6～18滴
無水酒精 …………………………………… 20㎖
純水（或純露） …………………………… 10㎖

作法

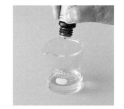

1 在燒杯中放入無水酒精，然後加入欲使用的精油。

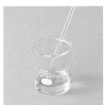

2 用玻璃棒充分攪拌均勻。

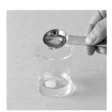

3 加入純水後，用玻璃棒攪拌均勻。

○保存　完成後裝進遮光噴霧瓶中，置於陰涼處保存，並在1個月內使用完畢。

建議配方

口罩適用	手部適用	手部適用（適合敏感肌）
精油	**精油**	**精油**
柳橙…5滴	穗花薰衣草…2滴	薰衣草…2滴
綠薄荷…3滴	芳樟醇百里香…2滴	綠花白千層…1滴
芳樟醇百里香…2滴	綠花白千層…2滴	麥蘆卡…1滴
無水酒精…20㎖	**無水酒精**…20㎖	**無水酒精**…15㎖
純露	**純露**	**純露**
胡椒薄荷花水…10㎖	金縷梅花水…10㎖	橙花花水…15㎖

居家清潔

除了空間消毒和放鬆外，
也有驅蟲的效果。

室內噴霧

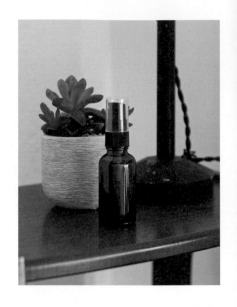

基本材料	（約30㎖的量）
精油	10〜30滴
無水酒精	10㎖
純水（或純露）	20㎖

作法

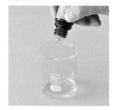

1 在燒杯中放入無水
酒精，然後加入欲
使用的精油。

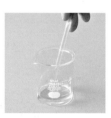

2 用玻璃棒充分攪拌
均勻。

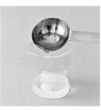

3 加入純水後，用玻
璃棒攪拌均勻。

● 保存　完成後裝進遮
光噴霧瓶中，置於陰涼
處保存，並在1個月內
使用完畢。

建議配方

空間消毒
精油
檸檬…10滴
茶樹…5滴
香桃木…5滴
無水酒精…10㎖
純露
茶樹花水…20㎖

助眠、放鬆
精油
香檸檬…5滴
薰衣草…3滴
甜馬鬱蘭…2滴
檀香…2滴
無水酒精…10㎖
純水…20㎖

驅蟲
精油
天竺葵…5滴
野薄荷（或胡椒薄荷）…5滴
香茅…3滴
檸檬尤加利…3滴
無水酒精…10㎖
純露
金縷梅花水…20㎖

活用小蘇打的
研磨和除臭消果。

廚房清潔劑 & 除臭劑

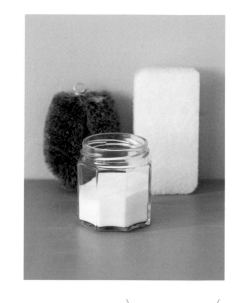

基本材料 （100g的量）

精油 ·······················10～20滴
小蘇打 ·······························100g

作法

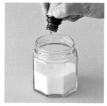

1 在保存瓶中放入小蘇打，然後加入欲使用的精油。

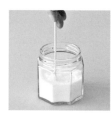

2 用竹籤攪拌均勻。

Point

・小蘇打是研磨劑，不可使用在容易刮傷受損的材質上。只要撒在髒汙處上靜置30分鐘～1小時，再用海綿或刷子刷洗並用水沖淨即可。

◎ 保存　完成後裝進保存瓶中，置於陰涼處保存，並在1個月內使用完畢。

當成除臭劑使用

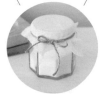

盡可能選擇寬口瓶，然後用紗布覆蓋瓶口，再以繩子綁緊固定。

※香氣消失後仍可作為廚房清潔劑使用。

建議配方

廚房除霉清潔劑

精油
　茶樹···5滴
　薰衣草···5滴
小蘇打···100g

廚房除臭清潔劑

精油
　柳橙···5滴
　胡椒薄荷···3滴
　檸檬尤加利···2滴
小蘇打···100g

除臭劑

精油
　扁柏···5滴
　胡椒薄荷···5滴
　檸檬香茅···5滴
小蘇打···100g

芳療按摩的
基本介紹

不妨嘗試將混合精油和植物油的按摩油塗抹於肌膚，
藉由按摩和香氣放鬆身心，好好地寵愛自己。

─何謂芳療按摩─

所謂「芳療按摩」是用植物油（基底油）稀釋天然精油，然後塗抹在身體或臉上，透過按摩使其慢慢滲透。也叫做「精油按摩」。

芳療按摩的優點

經由呼吸、肌膚所吸收的精油會對
「心靈、身體、肌膚」產生作用。

以油按摩肌膚
可獲得護膚效果。

可促進血液循環，暖和身體。
亦能促進淋巴液的流動，
消除疲勞。

舒緩緊繃的肌肉。

調節自律神經，
提升放鬆效果。

緩解心理上的壓力。

芳療按摩的注意事項

精油務必要稀釋後再使用。16歲以上的濃度為臉部0.5～1％，身體0.5～2％。

盡量避免使用
具皮膚刺激性的精油。

肌膚脆弱者與敏感肌膚者
必須進行貼膚測試。

貼膚測試的做法：將要使用的按摩油塗抹於上手臂的內側，靜待24～48小時（當天請避免泡澡和淋浴）。假使皮膚發生搔癢或發炎的狀況，要立刻用水沖洗。然後更換按摩油所使用的精油，再次進行測試。

請避免在餐後和飲酒後
立刻測試。

以下幾種人請勿測試！
- 嬰幼兒　　● 孕產婦
- 糖尿病及心臟病患者
　如果正在接受治療，請務必找醫師諮詢。

按摩油的製作方法

精油和植物油要依據各自具備的效能和香氣進行挑選。請各位參考精油檔案（p.48～）、不同症狀的照護配方（p.180）、植物油的解說（p.212）。

準備工具

- 精油
- 植物油
- 玻璃容器
- 玻璃棒

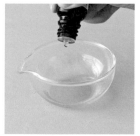

在玻璃容器中放入植物油，然後加入精油。

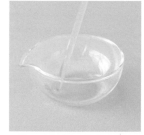

用玻璃棒攪拌均勻。

完成！

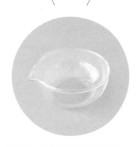

按摩油須於當天使用完畢。

進行芳療按摩時 按摩油的建議用量

◉ 建議用量

＊全身按摩

女性（身高160cm左右）：20 ～ 30㎖

男性（身高170cm左右）：30 ～ 40㎖

◉ 各部位的建議用量

臉	2 ～ 3㎖
頭	2 ～ 3㎖
胸口、肩、頸	5㎖
腹部	2 ～ 3㎖
雙臂、雙手	5㎖
雙腿	10㎖
雙腳腳趾	2 ～ 3㎖

進行芳療按摩時 按摩油的稀釋濃度

精油是以1滴＝0.05㎖來計算。

按摩油	稀釋濃度	精油
5㎖	1%	1滴
20㎖	1%	4滴
30㎖	1%	6滴

◉ 稀釋濃度的建議值（16歲以上）

臉部：0.5～1%

身體：0.5～2%

※ 敏感肌膚者或擔心對肌膚造成不良影響者，請以0.5%的濃度進行。
※ 稀釋濃度在p.29有詳細解說。

按摩的基本手法

以下4種為按摩常用的手法，
請配合用途和部位進行。

1 撫摸（輕擦法）

讓手掌或手指貼合肌膚，
輕柔撫摸。

用途

- 塗抹按摩油時
- 剛開始按摩
- 想要促進表面的血液循環時
- 想要放鬆時
- 按摩的尾聲

2 施力摩擦（強擦法）

使用比撫摸稍微加重的力道
進行摩擦。

用途

- 於撫摸後進行
- 適用於水腫處
- 適用於僵硬緊繃處
- 想要促進深層的血液循環時
- 想要促進排出老廢物質時

3 揉（揉捏法）

用手掌或指尖揉捏，
將肌肉、脂肪推開的方法。

用途

- 撫摸後或用力摩擦後
- 鬆開僵硬、緊繃的肌肉時
- 想要讓肌肉變柔軟時
- 想要促進局部循環時

4 按壓（壓迫法）

用手掌或是指尖
進行壓迫。

用途

- 適用於僵硬緊繃處
- 想要刺激穴道時
- 想要緩慢按壓加以放鬆時

**現在就開始
進行按摩吧！**

一開始要先清潔雙手。接著將按摩
油倒在手上，雙手手掌交疊在一起
之後，把油搓揉加熱至人體肌膚的
溫度。

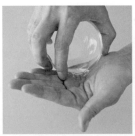
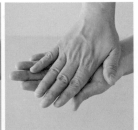

自我按摩
【臉】

建議時間 ▶ 約5分鐘

按摩油建議用量 ▶ 2 ～ 3㎖

[重複2次1 ～ 6的步驟
會更有效果。]

---

1 用手指
按壓腮腺

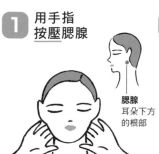

腮腺
耳朵下方
的根部

將油塗抹於臉和頸部，然後用3指（食指、中指、無名指）緩慢且輕柔地按壓腮腺。重複2～3次。

●**腮腺**…消除臉部水腫

---

2 用手掌
撫摸全臉

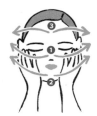

用雙手手掌從中央往腮腺的方向撫摸。依序撫摸臉的❶正中央、❷下半部、❸上半部。重複2 ～ 3次。

Point 按摩時要想像老廢物質順著淋巴的流向被帶走。

---

3 用指腹鬆開
臉頰和額頭

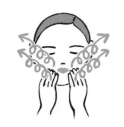

將大拇指以外的4指指腹貼在臉頰上，由內而外畫圈按壓，進行放鬆。額頭的做法也是一樣。重複2 ～ 3次。

---

4 按壓穴道

攢竹穴
眉頭下方的
凹陷處

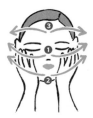

太陽穴
眼角外側
2指處

巨髎穴
瞳孔正下方
與鼻翼下緣
相交處

承漿穴
下巴中央的
凹陷處

用中指緩慢地壓迫臉上的4個穴道。從下方的穴道開始依序按壓。重複2 ～ 3次。

穴道
●**承漿穴**…可消除臉部水腫
●**巨髎穴**…可瘦臉
●**太陽穴**…可消除眼睛疲勞
●**攢竹穴**…可消除眼睛疲勞

---

5 用手掌
施力摩擦全臉

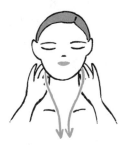

用雙手手掌從中央往腮腺的方向摩擦。要稍微加強力道，依序摩擦臉的❶正中央、❷下半部、❸上半部。重複2 ～ 3次。

Point 動作雖然和 2 相同，但力道要稍微大一點，不是輕柔撫摸。

---

6 用手掌從腮腺
往鎖骨的方向
撫摸

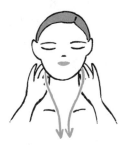

將4指貼在耳下，從腮腺往鎖骨的方向撫摸。重複2 ～ 3次。

Point 按摩時要想像老廢物質順著淋巴的流向被帶走。

自我按摩 【頭】

建議時間 ▶ 約5分鐘

按摩油建議用量 ▶ 2〜3㎖

[重複2次1〜6的步驟
會更有效果。]

1 將油輕輕抹在頭皮上

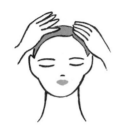

讓整個頭皮均勻沾上按摩油。不是頭髮，而是要塗抹在頭皮上面。

Point 小心不要塗抹過多，否則會很油膩。也可以用養髮液（p.159）取代油。

2 貼著頭皮往上撫摸

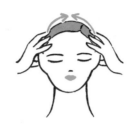

讓雙手手掌貼著頭皮，由下往上輕柔撫摸。整個頭部都要按摩。重複2〜3次。

3 抓著頭皮揉捏

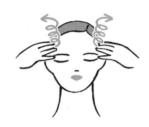

用雙手手掌抓著頭皮，一邊由下往上推、一邊揉捏。整個頭部都要按摩。重複2〜3次。

Point 要確實移動頭皮才能達到放鬆效果。

4 按壓穴道

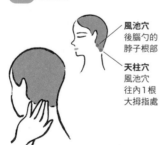

風池穴
後腦勺的脖子根部

天柱穴
風池穴往內1根大拇指處

利用3指（食指、中指、無名指）緩慢地按壓頭部的2個穴道2〜3次。另一邊亦同。

穴道
●**風池穴**…可舒緩肩頸僵硬
●**天柱穴**…可舒緩頭痛以及肩頸僵硬

5 貼著頭皮用力摩擦

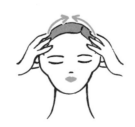

讓雙手手掌貼著頭皮，由下往上用力摩擦。整個頭部都要按摩。重複2〜3次。

Point 動作雖然和2相同，但力道要稍微大一點，不是輕柔撫摸。

6 手掌重疊置於頭頂

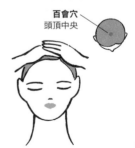

百會穴
頭頂中央

雙手手掌重疊後置於百會穴，緩慢地進行3次深呼吸。

穴道
●**百會穴**…可以消除壓力、全身疲勞

168

自我按摩
【 胸口、肩、頸 】

建議時間 ▶ 約5分鐘
按摩油建議用量 ▶ 5mℓ

[重複2次1～6的步驟
  會更有效果。]

1 用手指按壓 左右腋下

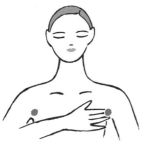

在胸口、肩、頸均勻塗抹油。利用3指（食指、中指、無名指）按壓腋下2～3次。另一邊亦同。

Point 用手按壓對側腋下，一次按摩一邊。

2 用手掌 撫摸胸口

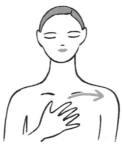

以胸口為中心，用手掌往腋下的方向撫摸。重複2～3次。另一邊亦同。

Point 按摩時要想像老廢物質順著淋巴的流向被帶走。

3 放鬆胸口

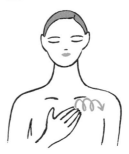

用大拇指以外的4指，以胸口為中心往腋下畫圈按壓，進行放鬆。重複2～3次。另一邊亦同。

4 按壓穴道

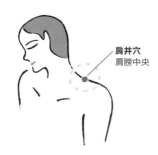

肩井穴
肩膀中央

利用3指（食指、中指、無名指）緩慢地按壓肩膀上的穴道2～3次。另一邊亦同。

穴道
● **肩井穴**⋯可舒緩肩頸僵硬

5 用力摩擦 頸部到肩膀

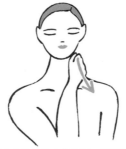

用手掌以較大的力道，從頸部往肩膀的方向摩擦3～5次。另一邊亦同。

6 放鬆 頸部到肩膀

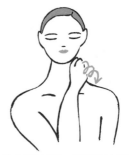

用手掌和手指，從頸部往肩膀的方向揉捏放鬆。重複2～3次。另一邊亦同。

自我按摩
【腹部】

建議時間 ▶ 約5分鐘

按摩油建議用量 ▶ 2～3mℓ

[重複2次1～6的步驟
會更有效果。]

1 撫摸腹部並塗抹油

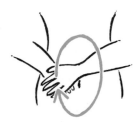

雙手手掌重疊並置於腹部，一邊從右下以順時針畫圓的方式撫摸，一邊塗抹按摩油。重複2～3次。

Point 順著腸道蠕動的方向輕柔撫摸。

2 用力摩擦腹部

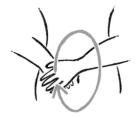

雙手手掌重疊並置於腹部，從右下以順時針畫圓的方式用力摩擦。重複2～3次。

Point 動作雖然和 1 相同，但力道要稍微大一點，不是輕柔撫摸。

3 揉捏側腹

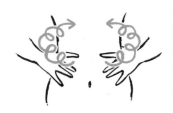

用雙手手掌和手指抓住兩邊的側腹揉捏放鬆。重複2～3次。

Point 進行時一邊想像要讓腰部變瘦。

4 按壓腹部

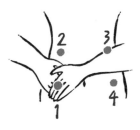

雙手手掌重疊，用指尖緩慢地按壓腹部4處。依序按壓腹部的❶右下、❷右上、❸左上、❹左下。重複2～3次。

5 輕柔地撫摸腹部

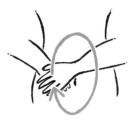

雙手手掌重疊並置於腹部，從右下以順時針畫圓的方式輕柔撫摸。重複2～3次

Point 動作雖然和 2 相同，但是力道要輕柔。

6 將手置於丹田深呼吸

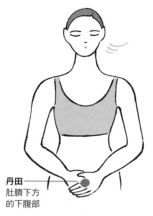

丹田
肚臍下方的下腹部

雙手手掌重疊並置於丹田，緩慢地進行3次深呼吸。

Point 不用撫摸或按壓，把手放在上面放鬆即可。

自我按摩
【手臂、手】

建議時間 ▶ 約5分鐘

按摩油建議用量 ▶ 5㎖

[重複2次1～6的步驟
會更有效果。]

1 撫摸手臂和手
並塗抹油

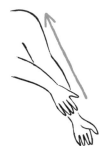

用整個手掌從指尖往肩膀的方向一邊撫摸，一邊塗抹油（手掌側）。將同一隻手臂翻面，以相同方式在手背側塗抹油。

2 用力摩擦
手臂和手

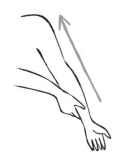

用手指和大拇指抓住手臂，從指尖往肩膀的方向用力摩擦2～3次。將同一隻手臂翻面，以相同方式摩擦手背側。

Point 動作雖然和1相同，但力道要稍微大一點，不是輕柔撫摸。

3 放鬆手臂和手

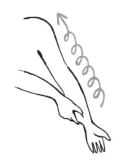

用手指和大拇指抓住手臂，從手腕往上手臂的方向確實地揉捏。重複2～3次。

Point 動作雖然和2相同，但是要抓著手臂揉捏而非摩擦。

4 按壓穴道

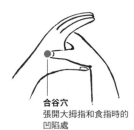

合谷穴
張開大拇指和食指時的凹陷處

用另一隻手的大拇指緩慢地按壓合谷穴2～3次。

穴道

●**合谷穴**…可消除肩頸僵硬、全身疲勞

5 仔細摩擦手指

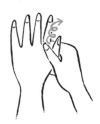

用另一隻手的大拇指，從大拇指根部往指尖的方向慢慢地畫圈摩擦手指。從大拇指開始逐一按摩到小指。重複2～3次。

6 放鬆手掌

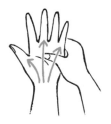

用大拇指從手腕往手指根部的方向確實地揉捏。手指根部要依照❶大拇指、❷中指、❸小指的順序分別揉捏。重複2～3次。＊另一邊的手腕和手也要依照步驟1～6進行。

171

自我按摩
【 腿 】

建議時間▶約10分鐘
按摩油建議用量▶10mℓ

重複2次1～6的步驟
會更有效果。

1 按壓大腿根部

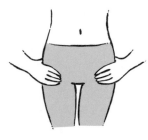

用雙手手掌緩慢地按壓大腿根部2～3次。

Point 刺激淋巴結。

2 撫摸後 用力摩擦整條腿

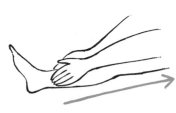

用雙手手掌從腳踝往大腿的方向撫摸整條腿3～5次。接著用力摩擦3～5次。

3 揉捏小腿肚

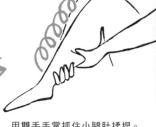

用雙手手掌抓住小腿肚揉捏。重複2～3次。

Point 要像擰毛巾一樣用雙手抓住肌肉。

4 揉捏大腿

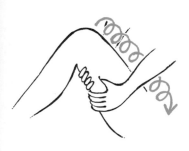

用雙手手掌抓住大腿揉捏。重複2～3次。

Point 要像擰毛巾一樣用雙手抓住肌肉。

5 按壓穴道

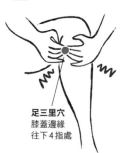

足三里穴
膝蓋邊緣
往下4指處

利用3指（食指、中指、無名指）緩慢地按壓腿部穴道2～3次。

穴道
●**足三里穴**…可消除腸胃疲勞和水腫

6 輕柔地撫摸 整條腿

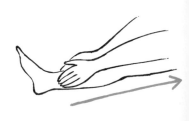

用雙手手掌從腳踝往大腿的方向撫摸整條腿3～5次。

Point 動作雖然和 2 相同，但是撫摸力道要輕柔。

＊另一條腿也要依照步驟 1～6 進行。

自我按摩
【腳尖】

建議時間▶約10分鐘

按摩油建議用量▶2～3㎖

[重複2次1～6的步驟
會更有效果。]

1 將油塗抹於腳背

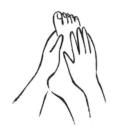

用雙手手掌從腳背的趾尖往腳踝的方向，均勻地塗抹油。

Point 因為腳掌容易黏黏的，所以油要塗抹於腳背。

2 張開腳背

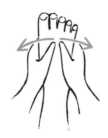

用雙手抓著腳背，施力向外延伸張開。重複2～3次。

Point 腳背很容易水腫，因此要確實張開。

3 摩擦腳背

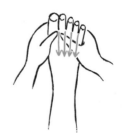

用雙手的大拇指從腳趾根部往腳踝的方向，沿著趾縫一根、一根地摩擦。重複2～3次。

4 摩擦踝骨周圍

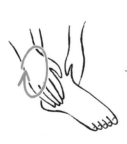

用雙手的指尖畫圈摩擦踝骨周圍。重複2～3次。

5 按壓腳掌

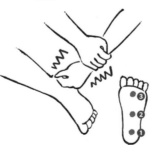

用拳頭緩慢地按壓整個腳掌。依序按壓❶腳跟、❷足弓、❸腳趾根部2～3次。

6 仔細地摩擦腳趾

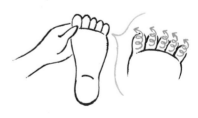

用大拇指從腳趾根部往趾尖的方向，一邊畫圈一邊緩慢地摩擦。從拇趾開始逐一摩擦到小趾。重複2～3次。

＊另一隻腳的腳尖也要依照步驟1～6進行。

按摩的原點是
「治療」

$$mass + age = massage$$

溫和的芳療按摩

也曾出現在芳療歷史當中的「醫學之父希波克拉底」，過去曾經運用按摩進行治療，並大力提倡按摩的重要性。「Massage」這個詞，據說是由阿拉伯文的「Mass（按壓）」和法文的「age（操作）」組合而成。而如今在日本，按摩則是以理學療法、按摩推拿指壓、針、灸，以及柔道整復等類似醫療行為的形式進行。

芳療按摩是藉由使用不同的精油和植物油，進一步提升按摩的效果。只不過進行按摩並非以治療為目的，因此在日本一般都會稱為「Treatment」，而非「Massage」。

芳療按摩是透過效果絕佳的香氣來提升人體的自然治癒力。由於是藉由觸碰和自己的身心對話，因此也有舒緩壓力、消除疲勞的功效。即便按摩的手法不夠純熟，也能在自己覺得舒服的精油香氣包圍下獲得放鬆，不僅如此，光是將油輕柔地塗抹在肌膚上也能達到觸碰的效果。

芳療按摩的觸碰手法溫和且緩慢，除了可以使人放鬆，還能帶來彷彿正在冥想般提升能量的感受。溫和的觸碰可以緩解不安、發揮止痛效果，對於免疫功能有著非常正面的影響。

在歐美，為了改善血液、淋巴等體液循環而開發出來的瑞典式按摩相當普遍。這種按摩方式不是使用精油，而是使用凡士林等幫助手部滑動的潤滑劑。

不同症狀的照護配方

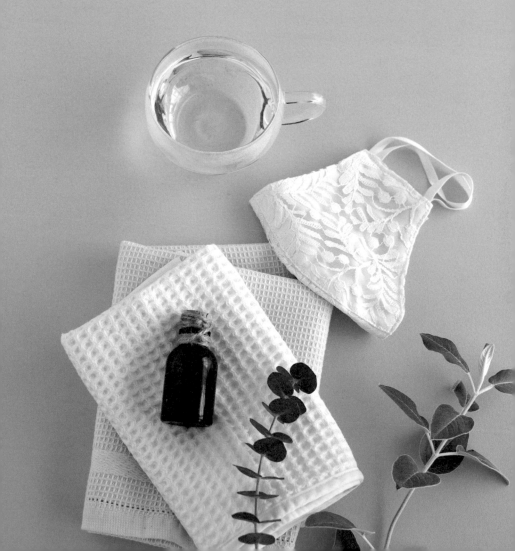

各領域的特徵

各種不適症狀可依照人體器官系統的領域來進行分類。
以下整理出8個領域，分別列出該領域的特徵、
適合用來照護的精油配方及主要症狀。

呼吸系統領域

鼻子／咽頭（喉嚨）／喉頭（喉嚨下方～
聲帶～氣管的入口）／氣管／支氣管／肺

透過呼吸攝取氧氣、排出二氧化碳、
接收嗅覺。此外，也有過濾空氣、加溫、
加濕、發聲、調整血液酸鹼值、藉由呼氣
將水分和熱排出體外等功用。透過嗅吸精
油對鼻子到氣管進行殺菌、消毒，氣管的
黏膜則能夠吸收精油成分。

不同症狀的照護配方

神經系統、精神領域

中樞神經（腦和脊髓）／末梢神經（感覺
神經、運動神經、自律神經）

中樞神經背負著將指令傳送至全身的
重責大任，末梢神經則負責連接中樞神經
和身體各部位，並傳遞訊息。嗅吸精油後
香氣會傳遞至大腦的下視丘，促使神經傳
導物質和荷爾蒙分泌，進而對自律神經產
生作用。尤其對記憶、情感造成的影響特
別大。

不同症狀的照護配方

消化系統領域

消化道（從口腔到肛門的食物通道）／消化腺（唾腺）、肝臟、膽囊、胰臟

　　攝取食物，吸收並分解營養素，將老廢物質化為糞便排出。嗅吸精油後香氣會傳遞至大腦的下視丘，對內分泌和自律神經產生作用，尤其會因為副交感神經居上位而促進消化，提升排泄功能。另外還能溫暖身體，促使消化液分泌。

皮膚領域

表皮／真皮／毛髮／皮膚腺體／指甲

　　負責調節體溫，保護身體不受陽光、摩擦、毒物等的傷害。也有接收感覺、排出、吸收、合成維他命D等功用。只要在化妝水、油、乳霜中加入不會刺激皮膚，能夠舒緩發炎症狀或是促使皮膚再生的精油，即可發揮護膚效果。

循環系統領域

血管類路徑（由心臟、動脈、靜脈、微血管構成）／淋巴類（由淋巴液循環的淋巴管和淋巴結構成）

　　嗅吸精油後香氣會傳遞至大腦的下視丘，對內分泌和自律神經產生作用，使血管擴張或收縮，並調節脈搏、血壓等等。另外，進行芳療按摩等按摩行為，可以促進體液的循環。

肌肉、骨骼領域

骨頭／關節／肌肉

骨骼類是以骨頭和關節支撐身體，肌肉類則會和骨骼互相協調，活動身體並穩定姿勢。為了維持體溫也會產生熱能，讓心臟及其他內臟維持運作。使用具溫暖肌肉、排出疲勞物質功效的精油，可以舒緩肌肉的僵硬緊繃，回到放鬆的狀態。

不同症狀的照護配方

肌肉疲勞、肩頸僵硬、腰痛 …… p.200

撞傷、皮下血腫 …… p.200

關節疼痛、腱鞘炎 …… p.201

類風溼性關節炎 …… p.201

泌尿系統、生殖系統領域

泌尿系統：腎臟／輸尿管／膀胱／尿道

生殖系統：

（男性）精巢／輸精管／陰囊／陰莖

（女性）卵巢／輸卵管／子宮／陰道／外生殖器／乳腺

精油的香氣會對內分泌和自律神經產生作用，而一旦副交感神經居上位，泌尿器官的運作就會變得活絡。透過按摩也能促進體液循環和排尿。在生殖器方面，精油也能調節荷爾蒙平衡和月經週期。

不同症狀的照護配方

膀胱炎 …… p.202

頻尿 …… p.202

PMS（經前症候群） …… p.203

經痛 …… p.203

更年期保養［女性］ …… p.204

更年期保養［男性］ …… p.204

懷孕、生產、產後 …… p.205

老年期領域

根據WHO（世界衛生組織）所下的定義，65歲以上稱為老年期。臨終期則是指隨著持續衰老或疾病、障礙的惡化，當所有醫療行為都失效，被判斷只剩下幾個月壽命之後的時期。

在感覺功能衰退的老年期，能夠刺激嗅覺的芳香療法可望在失智症、照護、緩和醫療等各方面發揮效果，幫助提升生活品質。

不同症狀的照護配方

預防失智症 …… p.206

老人味 …… p.206

緩和照護 …… p.207

照顧者的照護 …… p.207

不同症狀的照護配方的閱讀與使用方式

不同症狀的精油照護配方中，包含了以下內容。

❸ 症狀的原因與對策

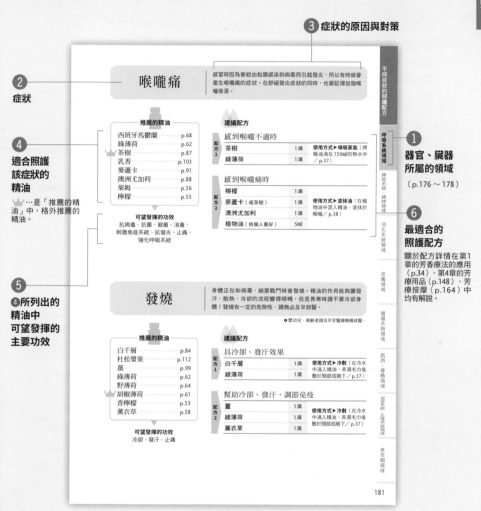

❷
症狀

喉嚨痛

感冒時因為會經由黏膜感染到病毒而引起發炎，所以有時候會產生喉嚨痛的症狀。在舒緩發炎症狀的同時，也要記得加強喉嚨保濕。

推薦的精油

西班牙馬鬱蘭	p.68
綠薄荷	p.62
茶樹	p.87
乳香	p.103
麥蘆卡	p.91
澳洲尤加利	p.88
萊姆	p.56
檸檬	p.55

❹
適合照護該症狀的精油

👑…是「推薦的精油」中，格外推薦的精油。

可望發揮的功效
抗病毒、抗菌、殺菌、消毒、刺激免疫系統、抗發炎、止痛、強化呼吸系統

❺
④所列出的精油中可望發揮的主要功效

建議配方

感到喉嚨不適時

配方1

茶樹	1滴	**使用方式▶噴吸蒸氣**（將精油滴在150ml的熱水中／p.37）
綠薄荷	1滴	

感到喉嚨痛時

配方2

檸檬	1滴	**使用方式▶塗抹油**（在植物油中混入精油，塗抹於喉嚨／p.38）
麥蘆卡（或茶樹）	1滴	
澳洲尤加利	1滴	
植物油（依個人喜好）	5ml	

發燒

身體正在和病毒、細菌戰鬥時會發燒。精油的作用能夠讓發汗、散熱、冷卻的流程變得順暢，但是畏寒時請不要冷卻身體！發燒有一定的危險性，請務必及早就醫。

● 嬰幼兒、高齡者請及早至醫療機構就醫。

推薦的精油

白千層	p.84
杜松漿果	p.112
薑	p.99
綠薄荷	p.62
野薄荷	p.64
胡椒薄荷	p.61
香檸檬	p.53
薰衣草	p.58

可望發揮的功效
冷卻、發汗、止痛

建議配方

具冷卻、發汗效果

配方1

白千層	1滴	**使用方式▶冷敷**（在冷水中滴入精油，弄濕毛巾後敷於額部或腋下／p.37）
綠薄荷	1滴	

幫助冷卻、發汗，調節免疫

配方2

薑	1滴	**使用方式▶冷敷**（在冷水中滴入精油，弄濕毛巾後敷於額部或腋下／p.37）
綠薄荷	1滴	
薰衣草	1滴	

❶
器官、臟器所屬的領域
（p.176～178）

❻
最適合的照護配方
關於配方詳情在第1章的芳香療法的應用（p.34）、第4章的芳療用品（p.148）、芳療按摩（p.164）中均有解說。

呼吸系統領域
神經系統．精神領域
消化系統領域
皮膚領域
循環系統領域
肌肉・骨骼領域
泌尿系統．生殖系統領域
老年期領域

181

注意事項

芳香療法無法取代醫療，對於症狀的處理有其極限。如有任何症狀，請先至醫院接受診察。

預防感冒

感冒是上呼吸道（鼻子和喉嚨）的急性發炎症狀的總稱。由於是經由黏膜感染到病毒而引起發炎，因此平時就要保持空間清潔，並刺激免疫系統。

推薦的精油

白千層	p.84
百里酚百里香*	p.69
芳樟醇百里香*	p.69
茶樹	p.87
綠花白千層	p.90
胡椒薄荷	p.61
芳樟葉	p.118
薰衣草	p.58
♛ 檸檬	p.55

＊百里酚型會對皮膚造成刺激，因此須使用低濃度。敏感肌膚者和孩童最好使用芳樟醇型。

可望發揮的功效
抗感染、抗病毒、抗菌、殺菌、消毒、刺激免疫系統

建議配方

預防疲倦時感冒入侵

配方1	百里酚百里香（或芳樟醇百里香）	1滴	使用方式▶嗅吸（滴在面紙或口罩上／p.37）
	檸檬	1滴	

可強力抗病毒＆消毒的複方精油

配方2	檸檬	10滴	使用方式▶芳香浴（混合製成室內噴霧／p.162）
	芳樟醇百里香	5滴	
	胡椒薄荷	5滴	
	無水酒精	10mℓ	
	純水	20mℓ	

感冒初期

病毒感染造成的身體症狀會隨著階段而有所不同。使用精油有助於減少二次感染細菌的風險，能夠弱化入侵的病毒和細菌，刺激免疫系統。

推薦的精油

白千層	p.84
♛ 百里酚百里香*	p.69
♛ 芳樟醇百里香*	p.69
茶樹	p.87
綠花白千層	p.90
香桃木	p.85
藍膠尤加利	p.88
桉油樟	p.117
檸檬	p.55

＊百里酚型會對皮膚造成刺激，因此須使用低濃度。敏感肌膚者和孩童最好使用芳樟醇型。

可望發揮的功效
抗感染、抗病毒、抗菌、殺菌、消毒、刺激免疫系統

建議配方

抗病毒＆刺激免疫系統

配方1	檸檬	1滴	使用方式▶含漱（混合製作成漱口水，加進150mℓ的水中／p.160）
	茶樹	1滴	
	蒸餾酒（伏特加）	5mℓ	

促進血液循環、提高體溫

配方2	香桃木	4滴	使用方式▶全身浴（混合製作成沐浴鹽，用來泡澡／p.156）
	茶樹	4滴	
	芳樟醇百里香*	2滴	
	天然鹽	30g	
	植物油（依個人喜好）	2.5mℓ	

不同症狀的照護配方

呼吸系統領域

神經系統、精神領域

消化系統領域

皮膚領域

循環系統領域

肌肉、骨骼領域

泌尿系統、生殖系統領域

老年期領域

喉嚨痛

感冒時因為會經由黏膜感染到病毒而引起發炎，所以有時候會產生喉嚨痛的症狀。在舒緩發炎症狀的同時，也要記得加強喉嚨保濕。

推薦的精油

西班牙馬鬱蘭	p.68
綠薄荷	p.62
茶樹 👑	p.87
乳香	p.103
麥蘆卡	p.91
澳洲尤加利	p.88
萊姆	p.56
檸檬	p.55

可望發揮的功效
抗病毒、抗菌、殺菌、消毒、刺激免疫系統、抗發炎、止痛、強化呼吸系統

建議配方

感到喉嚨不適時

配方1

茶樹	1滴
綠薄荷	1滴

使用方式▶ 嗅吸蒸氣（將精油滴在150㎖的熱水中／p.37）

感到喉嚨痛時

配方2

檸檬	1滴
麥蘆卡（或茶樹）	1滴
澳洲尤加利	1滴
植物油（依個人喜好）	5㎖

使用方式▶ 塗抹油（在植物油中混入精油，塗抹於喉嚨／p.38）

發燒

身體正在和病毒、細菌戰鬥時會發燒。精油的作用能夠讓發汗、散熱、冷卻的流程變得順暢，但是畏寒時請不要冷卻身體！發燒有一定的危險性，請務必及早就醫。

● 嬰幼兒、高齡者請及早至醫療機構就醫。

推薦的精油

白千層	p.84
杜松漿果	p.112
薑	p.99
綠薄荷	p.62
野薄荷	p.64
胡椒薄荷 👑	p.61
香檸檬	p.53
薰衣草	p.58

可望發揮的功效
冷卻、發汗、止痛

建議配方

具冷卻、發汗效果

配方1

白千層	1滴
綠薄荷	1滴

使用方式▶ 冷敷（在冷水中滴入精油，弄濕毛巾後敷於頸部或腋下／p.37）

幫助冷卻、發汗，調節免疫

配方2

薑	1滴
胡椒薄荷	1滴
薰衣草	1滴

使用方式▶ 冷敷（在冷水中滴入精油，弄濕毛巾後敷於頸部或腋下／p.37）

鼻塞、流鼻水

感冒和流感是傳染病。病毒經由黏膜入侵體內後引起發炎，導致出現流鼻水、鼻塞的症狀。請改善血液循環，緩解黏膜的發炎症狀。

推薦的精油

白千層	p.84
穗花薰衣草	p.59
綠薄荷	p.62
👑 胡椒薄荷	p.61
香桃木	p.85
藍膠尤加利	p.88
史密斯尤加利	p.88
澳洲尤加利	p.88
月桂	p.119

可望發揮的功效
抗黏膜炎、抗發炎、強化呼吸系統

建議配方

鼻塞時適用

配方1			
	胡椒薄荷	1滴	**使用方式▶熱敷**（在熱水中滴入精油，弄濕毛巾後敷於鼻子上／p.37）
	澳洲尤加利	1滴	

促進鼻腔血液循環

配方2			
	穗花薰衣草	1滴	**使用方式▶塗抹油**（在植物油中混入精油，塗抹於鼻梁和鼻子下方／p.38）
	綠薄荷	1滴	
	香桃木	1滴	
	植物油（依個人喜好）	15㎖	

乾咳

感冒病毒經由黏膜入侵體內後引起發炎，導致產生咳嗽症狀。咳嗽分為帶有痰和無痰2種，若是沒有痰的乾咳，透過滋潤黏膜、增加濕度可有效舒緩。

推薦的精油

檀香	p.130
雪松	p.105
👑 乳香	p.103
安息香	p.131
薰衣草	p.58

可望發揮的功效
止咳、抗發炎、強化呼吸系統

建議配方

使呼吸順暢

配方1			
	乳香	1滴	**使用方式▶熱敷**（在熱水中滴入精油，弄濕毛巾後敷於胸口／p.37）
	薰衣草	1滴	

舒緩咳嗽造成的胸部疲勞

配方2			
	乳香	3滴	**使用方式▶塗抹油**（在植物油中混入精油，塗抹於胸口和背部／p.38）
	薰衣草	2滴	
	安息香	1滴	
	植物油（依個人喜好）	10㎖	

帶有痰的咳嗽

感冒病毒經由黏膜入侵體內後引起發炎，導致產生咳嗽、生痰等症狀。建議使用可以去痰的精油，讓呼吸恢復順暢。

推薦的精油

檀香	p.130
歐洲赤松	p.106
穗花薰衣草	p.59
西班牙馬鬱蘭	p.68
乳香	p.103
👑 藍膠尤加利	p.88
👑 澳洲尤加利	p.88
桉油樟	p.117
桉油醇迷迭香	p.73

可望發揮的功效
去痰、溶解黏液、止咳、抗黏膜炎、強化呼吸系統

建議配方

加速痰液排出

配方1		
穗花薰衣草	1滴	
藍膠尤加利（或澳洲尤加利）	1滴	

使用方式 ▶ 熱敷（在熱水中滴入精油，弄濕毛巾後敷於胸口／p.37）

促進氣管血液循環並使呼吸順暢

配方2		
藍膠尤加利（或澳洲尤加利）	3滴
穗花薰衣草	2滴
歐洲赤松	1滴
植物油（依個人喜好）	10㎖

使用方式 ▶ 塗抹油（在植物油中混入精油，塗抹於胸口和背部／p.38）

感冒恢復期

等到打噴嚏、鼻塞、流鼻水、喉嚨痛、生痰、咳嗽、發燒等感冒症狀緩解後，就來減輕壓力吧。這時請注意避免二次感染，提高身體的再生能力。

推薦的精油

羅馬洋甘菊*	p.77
茶樹	p.87
苦橙葉	p.50
👑 香桃木	p.85
香蜂草	p.65
薰衣草	p.58
檸檬	p.55
月桂	p.119

＊對菊科過敏者須留意。

可望發揮的功效
抗感染、抗病毒、抗菌、殺菌、消毒、強化神經系統、鎮靜

建議配方

提升復原力

配方1		
香桃木	1滴	
薰衣草	1滴	

使用方式 ▶ 嗅吸（滴在面紙或口罩上／p.37）

幫助身心復原、再生

配方2		
香桃木	4滴
苦橙葉	3滴
薰衣草	3滴
天然鹽	30g
植物油（依個人喜好）	2.5㎖

使用方式 ▶ 全身浴（混合製作成沐浴鹽，用來泡澡／p.156）

神經系統、精神領域

消化系統領域

皮膚領域

循環系統領域

肌肉、骨骼領域

泌尿系統、生殖系統領域

老年期領域

鼻竇炎

感冒之後有可能會因為細菌感染而引發急性鼻竇炎。如果是細菌造成，就要抑制細菌繁殖並舒緩發炎症狀。請向醫師確認是感染引起抑或是過敏性。

推薦的精油

永久花*	p.79
白千層	p.84
👑 茶樹	p.87
香桃木	p.85
藍膠尤加利	p.88
澳洲尤加利	p.88
薰衣草	p.58
樟腦迷迭香	p.73
桉油醇迷迭香	p.73

＊對菊科過敏者須留意。

可望發揮的功效

刺激免疫系統、抗菌、抗感染、抗黏膜炎、抗發炎、止痛、強化呼吸系統

建議配方

抗菌的同時舒緩發炎症狀

配方1	茶樹	1滴
	永久花*（或薰衣草）	1滴

使用方式▶熱敷（在熱水中滴入精油，弄濕毛巾後敷於鼻子上／p.37）

鎮靜發炎症狀，使呼吸通暢

配方2	薰衣草	1滴
	澳洲尤加利	1滴
	永久花*（或香桃木）	1滴
	植物油（依個人喜好）	15㎖

使用方式▶塗抹油（在植物油中混入精油，塗抹於鼻梁和鼻子下方／p.38）

支氣管炎

支氣管炎是感冒後支氣管依舊處於發炎的狀態，分為急性和慢性2種。這時需要促使痰液排出，緩解發炎症狀及加強保濕。精油可以舒緩緊繃的胸部，幫助放鬆。

推薦的精油

白千層	p.84
雪松	p.105
銀冷杉	p.108
👑 歐洲赤松	p.106
穗花薰衣草	p.59
茶樹	p.87
乳香	p.103
香桃木	p.85
藍膠尤加利	p.88
澳洲尤加利	p.88

可望發揮的功效

刺激免疫系統、抗菌、抗感染、抗黏膜炎、抗發炎、解除痙攣、止痛、強化呼吸系統

建議配方

緩解發炎症狀，幫助放鬆

配方1	歐洲赤松	1滴
	香桃木	1滴

使用方式▶嗅吸蒸氣（將精油滴在150㎖的熱水中／p.37）

調節免疫，促進排出痰液

配方2	穗花薰衣草	1滴
	銀冷杉	1滴
	澳洲尤加利	1滴
	植物油（依個人喜好）	5㎖

使用方式▶塗抹油（在植物油中混入精油，塗抹於胸口和背部／p.38）

花粉症

杉樹等植物的花粉所引起的過敏症狀，又稱為季節性過敏性鼻炎。主要症狀有打噴嚏、鼻塞、流鼻水、眼睛癢等。請舒緩黏膜的發炎症狀。

推薦的精油

德國洋甘菊*	p.76
綠薄荷	p.62
茶樹 👑	p.87
香桃木	p.85
麥蘆卡	p.91
藍膠尤加利	p.88
澳洲尤加利	p.88
薰衣草	p.58
桉油醇迷迭香	p.73
月桂	p.119

＊對菊科過敏者須留意。

可望發揮的功效
刺激免疫系統、抗過敏、抗黏膜炎、抗組織胺、去痰、抗發炎

建議配方

淨化空氣及調節免疫

配方1

茶樹	2滴
薰衣草	1滴

使用方式▶嗅吸（滴在面紙或口罩上／p.37）

刺激免疫系統，幫助放鬆

配方2

茶樹	10滴
薰衣草	5滴
月桂	5滴
無水酒精	10ml
純水	20ml

使用方式▶芳香浴（混合製成室內噴霧／p.162）

喘息

氣喘只要咳嗽一發作就很難停止，因此日常的預防相當重要。由於只要副交感神經居上位氣管就會產生收縮，請注意不要過於放鬆。

推薦的精油

歐洲赤松	p.106
茶樹	p.87
高地牛膝草 👑	p.74
扁柏	p.115
冷杉	p.108
苦橙葉	p.50
乳香	p.103
安息香	p.131
香桃木	p.85
薰衣草	p.58

可望發揮的功效
解除痙攣、止咳、去痰、溶解黏液、強化呼吸系統、抗氣喘、強化神經系統

建議配方

氣喘的全方位保健

配方1

高地牛膝草	1滴
薰衣草	1滴
植物油（依個人喜好）	10ml

使用方式▶塗抹油（在植物油中混入精油，塗抹於胸口和背部／p.38）

預防氣喘和幫助深呼吸

配方2

乳香	2滴
歐洲赤松	2滴
安息香	1滴
蜜蠟	5g
植物油（依個人喜好）	20ml

使用方式▶身體乳膏（混合製作成乳膏，塗抹於胸口和背部／p.153）

不同症狀的照護配方

呼吸系統領域

神經系統、精神領域

消化系統領域

皮膚領域

循環系統領域

肌肉、骨骼領域

泌尿系統、生殖系統領域

老年期領域

壓力、煩躁

產生壓力、感覺煩躁並不是一件壞事。請讓心情平靜下來以應對壓力和煩躁情緒，幫助自己正面思考。

推薦的精油

柳橙	p.48
雪松	p.105
甜馬鬱蘭	p.67
天竺葵	p.123
橙花	p.51
羅勒	p.66
香草	p.132
苦橙葉	p.50
橘子	p.52
薰衣草	p.58

可望發揮的功效
鎮靜、提振情緒、強化神經系統

建議配方

以香甜氣味幫助放鬆

配方1

柳橙	2滴
薰衣草	1滴

使用方式▶芳香浴（精油水氧機／p.35）

使情緒恢復平穩＆正向

配方2

甜馬鬱蘭	2滴
橘子	1滴
天竺葵	1滴
天然鹽	30g
植物油（依個人喜好）	2.5mℓ

使用方式▶半身浴（混合製作成沐浴鹽，用來泡澡／p.156）

不安、沮喪

人有時候會因為人際關係、工作上的煩惱，或是沒來由地感到不安、沮喪。無論何時都請讓情緒恢復平穩，賦予自己面對的勇氣。

推薦的精油

快樂鼠尾草	p.72
茉莉	p.126
天竺葵	p.123
橙花	p.51
羅勒	p.66
苦橙葉	p.50
香檸檬	p.53
安息香	p.131
萊姆	p.56
山雞椒	p.120

可望發揮的功效
抗不安、抗憂鬱、鎮靜、提振情緒、強化神經系統、強化精神

建議配方

維持神經平衡

配方1

苦橙葉	2滴
羅勒	1滴

使用方式▶芳香浴（精油水氧機／p.35）

緩和不安，恢復自信

配方2

苦橙葉	3滴
天竺葵	2滴
茉莉	1滴
無水酒精	10mℓ
純水	2.5mℓ

使用方式▶香水（混合製成古龍水噴霧／p.155）

憤怒、攻擊性

人的大腦有時候會失去控制，導致我們偶爾會感到非常憤怒或變得有攻擊性。這時請努力冷靜下來、平息怒氣，讓情緒恢復平穩。

推薦的精油

永久花*	p.79
德國洋甘菊*	p.76
羅馬洋甘菊*	p.77
葡萄柚	p.54
絲柏	p.113
穗甘松	p.132
乳香	p.103
麥蘆卡	p.91
橘子	p.52
香蜂草	p.65

＊對菊科過敏者須留意。

可望發揮的功效
鎮靜、強化神經系統

建議配方

平息怒氣，沖刷掉一切

配方1

葡萄柚	1滴
絲柏	1滴
無香料沐浴乳	10㎖

使用方式▶沐浴乳（混合製作成沐浴乳／p.158）

使頭皮清爽，平復心情

配方2

橘子	6滴
絲柏	3滴
乳香	3滴
無水酒精	10㎖
純露（依個人喜好）	20㎖

使用方式▶養髮液（混合製作成養髮液／p.159）

燃燒殆盡

人在達成巨大的目標後，會像斷了線一般變得有氣無力。這時請不要勉強自己，好好休息。防止身心消耗是很重要的事情。

推薦的精油

芫荽	p.96
雪松	p.105
天竺葵	p.123
芳樟醇百里香	p.69
廣藿香	p.75
岩蘭草	p.83
檸檬薄荷	p.63
檸檬香茅	p.81

可望發揮的功效
鎮靜、抗憂鬱、強化神經系統、強化精神

建議配方

開啟休息模式

配方1

檸檬薄荷	3滴
天竺葵	2滴
天然鹽	30g
植物油（依個人喜好）	2.5㎖

使用方式▶半身浴（混合製作成沐浴鹽，用來泡澡／p.156）

讓心靈休息的同時恢復能量

配方2

芫荽	2滴
岩蘭草	1滴
雪松	1滴
植物油（依個人喜好）	10㎖

使用方式▶塗抹油（在植物油中混入精油，塗抹於腳掌／p.38）

悲傷

人一生中難免會遇到非常悲傷難過的事情。為了面對悲傷，請接納自己所有的感情，懷著憐愛之情安慰自己。

推薦的精油

天竺葵 ……………………… p.123
橙花 ………………………… p.51
乳香 ………………………… p.103
香檸檬 ……………………… p.53
沒藥 ………………………… p.104
香蜂草 ……………………… p.65
薰衣草 ……………………… p.58
♛ 玫瑰 …………………… p.124

可望發揮的功效
鎮靜、抗憂鬱、強化神經系統、
強化精神、欣快感

建議配方

接納一切，跨越悲傷

配方1	天竺葵	1滴
	玫瑰	1滴
	植物油（依個人喜好）	10㎖

使用方式▶塗抹油（在植物油中混入精油，塗抹於胸口／p.38）

深深地憐愛自己

配方2	橙花	1滴
	天竺葵	1滴
	玫瑰	1滴
	植物油（依個人喜好）	15㎖

使用方式▶按摩（在植物油中混入精油，按摩全身／p.164）

震驚、心理創傷

意外的發生，有可能會帶來強烈的精神壓力或情緒震盪。精油能夠緩和那些情緒、療癒心傷，幫助我們振作重生。

推薦的精油

永久花* …………………… p.79
依蘭 ………………………… p.122
羅馬洋甘菊* ……………… p.77
雪松 ………………………… p.105
♛ 橙花 …………………… p.51
乳香 ………………………… p.103
安息香 ……………………… p.131
香蜂草 ……………………… p.65
玫瑰 ………………………… p.124
＊對菊科過敏者須留意。

可望發揮的功效
鎮靜、抗憂鬱、強化神經系統、
強化精神

建議配方

撫慰及保護心靈

配方1	橙花	1滴
	乳香	1滴
	植物油（依個人喜好）	10㎖

使用方式▶塗抹油（在植物油中混入精油，塗抹於胸口／p.38）

療癒過去的傷痛

配方2	乳香	2滴
	玫瑰	2滴
	安息香	1滴
	蜜蠟	5g
	植物油（依個人喜好）	20㎖

使用方式▶身體乳膏（混合製作成乳膏，塗抹於胸口／p.153）

不同症狀的照護配方

呼吸系統領域

神經系統、精神領域

消化系統領域

皮膚領域

循環系統領域

肌肉、骨骼領域

泌尿系統、生殖系統領域

老年期領域

抑鬱

如果感覺心情低落，什麼事也不想做，就趕緊想辦法解決吧。精油有助於振奮精神、讓心情變得開朗，同時還具有抗憂鬱的效果。

推薦的精油

依蘭	p.122
天竺葵	p.123
橙花	p.51
羅勒	p.66
乳香	p.103
香檸檬	p.53
香蜂草	p.65
薰衣草	p.58
山雞椒	p.120
檸檬	p.55

可望發揮的功效
鎮靜、抗憂鬱、提振情緒、
強化神經系統、強化精神

建議配方

振奮精神

配方1		
香檸檬	2滴
依蘭	1滴

使用方式▶芳香浴（精油水氧機／p.35）

讓心情變得開朗愉悅

配方2		
香蜂草	2滴
依蘭	1滴
橙花	1滴
蜜蠟	5g
植物油（依個人喜好）	20㎖

使用方式▶身體乳膏（混合製作成乳膏，塗抹於胸口和頸部／p.153）

失眠

為了消除身心疲勞，睡眠時間非常重要。若感覺睡眠品質不佳或睡眠時間不足，記得讓副交感神經居上位，將身心切換成休息模式。

推薦的精油

柳橙	p.48
羅馬洋甘菊*	p.77
檀香	p.130
甜馬鬱蘭	p.67
橙花	p.51
扁柏	p.115
苦橙葉	p.50
香檸檬	p.53
橘子	p.52
薰衣草	p.58

＊對菊科過敏者須留意。

可望發揮的功效
鎮靜、催眠、強化神經系統、
調節自律神經、讓副交感神經活絡

建議配方

高度助眠效果及深層放鬆

配方1		
檀香	1滴
薰衣草	1滴
植物油（依個人喜好）	10㎖

使用方式▶塗抹油（在植物油中混入精油，塗抹於胸口和背部／p.38）

讓副交感神經居上位，幫助恢復身心平衡

配方2		
甜馬鬱蘭	2滴
柳橙	2滴
扁柏	1滴
天然鹽	30g
植物油（依個人喜好）	2.5㎖

使用方式▶半身浴（混合製作成沐浴鹽，用來泡澡／p.156）

精神疲勞

感覺精神疲勞時，幫助自己擁有優質的睡眠，讓心靈和大腦好好休息息非常重要。由於精神疲勞有可能會引起身體不適，必須盡可能放鬆。

推薦的精油

羅馬洋甘菊*	p.77
甜馬鬱蘭	p.67
👑 瑞士石松	p.106
橙花	p.51
苦橙葉	p.50
黑雲杉	p.110
薰衣草	p.58
山雞椒	p.120
檸檬香茅	p.81

＊對菊科過敏者須留意。

可望發揮的功效
鎮靜、強化神經系統、調節自律神經

建議配方

加深呼吸，以森林浴效果療癒身心

配方1		
黑雲杉	2滴	**使用方式▶芳香浴**（精油水氧機／p.35）
瑞士石松	1滴	

溫暖身心

配方2		
瑞士石松	2滴	**使用方式▶半身浴**（混合製作成沐浴鹽，用來泡澡／p.156）
甜馬鬱蘭	2滴	
羅馬洋甘菊*（或苦橙葉）	1滴	
天然鹽	30g	
植物油（依個人喜好）	2.5㎖	

緊張型頭痛

發生緊張型頭痛時必須讓自己放鬆，解除肩頸肌肉緊繃的狀況並進行壓力管理。假使疼痛感明顯和以往不同，請務必至醫療機構就醫。

推薦的精油

羅馬洋甘菊*	p.77
甜馬鬱蘭	p.67
穗花薰衣草	p.59
橙花	p.51
羅勒	p.66
👑 胡椒薄荷	p.61
香蜂草	p.65
薰衣草	p.58

＊對菊科過敏者須留意。

可望發揮的功效
止痛、抗痙攣、強化神經系統

建議配方

舒緩疼痛

配方1		
甜馬鬱蘭	1滴	**使用方式▶塗抹油**（在植物油中混入精油，塗抹於頸部和太陽穴／p.38）
薰衣草	1滴	
植物油	10㎖	

促進血液循環，舒緩緊張

配方2		
羅勒	1滴	**使用方式▶按摩**（在植物油中混入精油，按摩頸部和肩膀／p.169）
胡椒薄荷	1滴	
香蜂草	1滴	
植物油（依個人喜好）	15㎖	

帶狀皰疹

因為水痘、帶狀皰疹病毒再次活化而引起的末梢神經急性傳染病，會出現皮膚疼痛、起疹子等症狀。發病時首先必須至醫療機構就醫。

推薦的精油

穗花薰衣草	p.59
茶樹	p.87
玫瑰草	p.82
香檸檬	p.53
麥蘆卡	p.91
香蜂草	p.65
桉油樟	p.117
薰衣草	p.58

可望發揮的功效
抗病毒、抗發炎、
止痛、刺激免疫系統

建議配方

症狀穩定後可舒緩疼痛

配方1		
茶樹	1滴	
桉油樟	1滴	使用方式▶身體乳膏（混合製作成乳膏，塗抹於患部／p.153）
蜜蠟	2g	
植物油（依個人喜好）	10㎖	

強化免疫力

配方2		
香檸檬	3滴	
茶樹	2滴	
穗花薰衣草	1滴	使用方式▶全身浴（混合製作成沐浴鹽，用來泡澡／p.156）
天然鹽	30g	
植物油（依個人喜好）	2.5㎖	

坐骨神經痛

沿著連接臀部和腿的坐骨神經所產生的疼痛和發麻症狀。可使用精油舒緩疼痛，解除肌肉的僵硬緊繃。

推薦的精油

永久花＊	p.79
德國洋甘菊＊	p.76
杜松漿果	p.112
薑	p.99
穗花薰衣草	p.59
黑胡椒	p.100
胡椒薄荷	p.61
香蜂草	p.65
薰衣草	p.58

＊對菊科過敏者須留意。

可望發揮的功效
止痛、強化神經系統、抗發炎、
抗痙攣

建議配方

緩解疼痛和發炎症狀

配方1		
德國洋甘菊＊（或穗花薰衣草）	1滴	
胡椒薄荷	1滴	使用方式▶身體乳膏（混合製作成乳膏，塗抹於臀部、腰、下肢／p.153）
蜜蠟	2g	
植物油（依個人喜好）	10㎖	

定期自我保養

配方2		
杜松漿果	1滴	
黑胡椒	1滴	
薰衣草	1滴	使用方式▶塗抹油（在植物油中混入精油，塗抹於臀部、腰、下肢／p.38）
植物油（聖約翰草浸泡油）	10㎖	

不同症狀的照護配方

呼吸系統領域

神經系統、精神領域

消化系統領域

皮膚領域

循環系統領域

肌肉、骨骼領域

泌尿系統、生殖系統領域

老年期領域

食慾過盛

食慾過盛是明明不餓卻想吃東西，然後開始大吃的狀態。原因多半是壓力所造成，請利用運動、睡覺、放鬆等其他事情來轉移注意力，打消想要進食的念頭。

推薦的精油

羅馬洋甘菊*	p.77
葡萄柚	p.54
甜茴香	p.97
橙花	p.51
羅勒	p.66
胡椒薄荷	p.61
檸檬	p.55

＊對菊科過敏者須留意。

可望發揮的功效
調節食慾、促進消化、
強化消化系統、強化神經系統

建議配方

徹底轉換心情

配方1	葡萄柚	2滴
	胡椒薄荷	1滴

使用方式▶芳香浴（精油水氧機／p.35）

讓心靈獲得滿足

配方2	葡萄柚	2滴
	甜茴香	1滴
	羅馬洋甘菊*（或橙花）	1滴
	植物油（依個人喜好）	20㎖

使用方式▶按摩（在植物油中混入精油，按摩全身／p.164）

消化不良、腹瀉

精神上累積過多壓力，有可能會造成腹瀉或消化不良。這時請改善飲食內容並溫暖身體以提升消化功能，如果為壓力所致，就要從精神方面著手解決。

推薦的精油

柳橙	p.48
德國洋甘菊*1	p.76
羅馬洋甘菊*1	p.77
丁香*2	p.86
芫荽	p.96
甜茴香	p.97
羅勒	p.66
胡椒薄荷	p.61
香蜂草	p.65

＊1 對菊科過敏者須留意。
＊2 適用於食物中毒的情況。

可望發揮的功效
止痛、強化神經系統、解除痙攣、
強化消化系統、促進消化、健胃

建議配方

伴隨腹痛時

配方1	芫荽	1滴
	胡椒薄荷	1滴

使用方式▶熱敷（在熱水中滴入精油，弄濕毛巾後敷於腹部／p.37）

調節自律神經，促進腸胃運作

配方2	香蜂草	2滴
	羅馬洋甘菊*1（或甜茴香）	1滴
	羅勒	1滴
	植物油（依個人喜好）	20㎖

使用方式▶按摩（在植物油中混入精油，按摩全身／p.164）

不同症狀的照護配方

呼吸系統領域

神經系統、精神領域

消化系統領域

皮膚領域

循環系統領域

肌肉、骨骼領域

泌尿系統、生殖系統領域

老年期領域

便祕、脹氣

便祕是超過3天沒有排便，糞便堅硬且量少的狀態。另外，胃腸裡面積滿氣體的狀態稱為腸道脹氣。建議調節自律神經，讓副交感神經居上位以提高排泄功能。

推薦的精油

柳橙	p.48
羅馬洋甘菊*	p.77
小荳蔻	p.98
芫荽	p.96
甜茴香	p.97
羅勒	p.66
苦橙葉	p.50
黑胡椒	p.100
橘子	p.52
香橙	p.57

＊對菊科過敏者須留意。

可望發揮的功效

緩瀉、驅風、解除痙攣、強化消化系統、暖身、強化神經系統

建議配方

調節腸道功能

配方1		
甜茴香	1滴	**使用方式▶熱敷**（在熱水中滴入精油，弄濕毛巾後敷於腹部／p.37）
柳橙	1滴	

溫暖腹部，促進排便

配方2		
芫荽	1滴	**使用方式▶按摩**（在植物油中混入精油，按摩腹部／p.170）
黑胡椒	1滴	
植物油（依個人喜好）	10㎖	

宿醉、肝臟疲勞

所謂「宿醉」是飲酒過量的隔天，產生想吐、火燒心、頭痛等不適症狀。請避免暴飲暴食和攝取過量的酒精，以減輕肝臟的負擔。

推薦的精油

胡蘿蔔籽	p.95
葡萄柚	p.54
杜松	p.112
薑	p.99
羅勒	p.66
胡椒薄荷	p.61
香蜂草	p.65
檸檬	p.55
玫瑰	p.124
馬鞭草酮迷迭香	p.73

可望發揮的功效

促進消化、強肝、促進膽汁分泌、利尿、強化消化系統

建議配方

宿醉的早晨適用

配方1		
葡萄柚	1滴	**使用方式▶嗅吸**（滴在化妝棉或面紙上／p.37）
羅勒	1滴	

休肝日的保養

配方2		
馬鞭草酮迷迭香	2滴	**使用方式▶全身浴**（混合製作成沐浴鹽，用來泡澡／p.156）
杜松漿果	2滴	
檸檬	2滴	
天然鹽	30g	
植物油（依個人喜好）	2.5㎖	

皺紋

必須注意隔絕紫外線和保濕。重視壓力管理和護膚的同時，使細胞活化、鍛鍊表情肌肉也很重要。

推薦的精油

欖香脂	p.102
檀香	p.130
茉莉	p.126
天竺葵	p.123
廣藿香	p.75
玫瑰草	p.82
👑 乳香	p.103
岩蘭草	p.83
沒藥	p.104
玫瑰	p.124

可望發揮的功效
促進細胞生長、收斂、皮膚再生、
暖身、強化循環系統

建議配方

在意乾燥細紋時

配方1

天竺葵	1滴
玫瑰草	1滴
植物油（依個人喜好）	10mℓ

使用方式 ▶ 塗抹油（在植物油中混入精油，塗抹於患部／p.38）

淡化眼周細紋

配方2

檀香	1滴
乳香	1滴
玫瑰	1滴
乳木果油	10g
植物油（依個人喜好）	2.5mℓ

使用方式 ▶ 眼霜（混合製作成乳霜，塗抹於眼周／p.154）

斑點、色素沉澱

主要成因是紫外線和荷爾蒙失調。請注意隔絕紫外線和保濕，讓肌膚的代謝恢復正常。另外也別忘了進行壓力管理和護膚。

推薦的精油

羅馬洋甘菊*	p.77
檀香	p.130
天竺葵	p.123
橙花	p.51
廣藿香	p.75
玫瑰草	p.82
薰衣草	p.58
👑 玫瑰	p.124

＊對菊科過敏者須留意。

可望發揮的功效
促進細胞生長、收斂、暖身、
活化皮膚組織、強化循環系統

建議配方

照射紫外線後的保養

配方1

薰衣草	1滴
玫瑰	1滴
植物油（玫瑰果油）	10mℓ

使用方式 ▶ 塗抹油（在植物油中混入精油，塗抹於患部／p.38）

淡化斑點、色素沉澱

配方2

玫瑰草	1滴
玫瑰	1滴
廣藿香	1滴
乳木果油	10g
植物油（玫瑰果油）	2.5mℓ

使用方式 ▶ 淡斑霜（混合製作成乳霜，塗抹於患部／p.154）

青春痘、面皰粉刺

清潔肌膚，去除毛孔粉刺。減少皮脂中所含的細菌，抑制皮脂分泌及發炎症狀，不給予肌膚油分。請避免使用富含油酸的植物油進行保養。

推薦的精油

絲柏	p.113
杜松漿果	p.112
天竺葵	p.123
♛ 茶樹	p.87
綠花白千層	p.90
香檸檬	p.53
香桃木	p.85
薰衣草	p.58
檸檬	p.55
桉油醇迷迭香	p.73

可望發揮的功效
抗脂漏、殺菌、消毒、抗發炎、收斂、調節皮脂平衡

建議配方

清除毛孔汙垢、殺菌消毒、抑制發炎

配方1		
香檸檬	1滴	
茶樹	1滴	**使用方式▶臉部泥膜**（混合製作成泥膜，塗抹於患部／p.152）
黏土（綠色）	15g	
純水	10～15mℓ	

日常保養

配方2		
檸檬	3滴	
薰衣草	2滴	
絲柏	1滴	**使用方式▶青春痘用化妝水**（混合製作成化妝水，塗抹於患部／p.151）
無水酒精	5mℓ	
純露（金縷梅花水）	45mℓ	

皮膚炎
（異位性、搔癢、接觸性）

一旦出現皮膚炎的症狀，首先最重要的就是讓發炎症狀緩和下來。請保持清潔，小心保養。若症狀持續出現，請至醫療機構就醫。

推薦的精油

永久花*	p.79
♛ 德國洋甘菊*	p.76
檀香	p.130
雪松	p.105
廣藿香	p.75
麥蘆卡	p.91
香蜂草	p.65
西洋蓍草*	p.78
薰衣草	p.58
玫瑰	p.124

＊對菊科過敏者須留意。

可望發揮的功效
抗過敏、抗組織胺、抗發炎、皮膚再生

建議配方

緩解發炎症狀

配方1		
薰衣草	1滴	
麥蘆卡	1滴	**使用方式▶身體＆臉部化妝水**（混合製作成化妝水，塗抹於患部／p.151）
植物性甘油	5mℓ	
純露（橙花花水）	45mℓ	

保護乾燥的患部

配方2		
檀香	1滴	
廣藿香	1滴	
香蜂草	1滴	**使用方式▶身體＆臉部乳膏**（混合製作成乳膏，塗抹於患部／p.153）
蜜蠟	5g	
植物油（依個人喜好）	20mℓ	

曬傷、
輕微燒燙傷

曬傷和輕微燒燙傷是相同的狀態。首先最重要的是充分冷卻患部，緩解疼痛和發炎症狀。另外也別忘了補充水分。皮膚潰爛的嚴重燒燙傷則必須就醫。

推薦的精油

永久花*	p.79
胡蘿蔔籽	p.95
穗花薰衣草	p.59
綠花白千層	p.90
橙花	p.51
乳香	p.103
西洋蓍草*	p.78
醒目薰衣草	p.60
薰衣草	p.58

＊對菊科過敏者須留意。

可望發揮的功效
抗發炎、促進細胞生長、
治癒創傷、止痛、皮膚再生

建議配方

冷卻並緩解發炎症狀

配方1	永久花*（或綠花白千層）	1滴	使用方式▶冷敷（在冷水中滴入精油，弄濕毛巾後敷於患部／p.37）
	薰衣草	1滴	

舒緩疼痛和發炎症狀

配方2	穗花薰衣草（或薰衣草）	1滴	使用方式▶臉部泥膜（混合製作成泥膜，塗抹於患部／p.152）
	乳香	1滴	
	黏土（綠色）	15g	
	純露（薰衣草花水）	10～15ml	

擦傷、割傷

若有出血，必須對傷口進行殺菌消毒、徹底清潔，然後止血。止血後，請借助精油的力量修復並保護受損的皮膚，以免留下傷疤。

推薦的精油

永久花*	p.79
德國洋甘菊*	p.76
穗花薰衣草	p.59
天竺葵	p.123
茶樹	p.87
廣藿香	p.75
乳香	p.103
西洋蓍草*	p.78
薰衣草	p.58

＊對菊科過敏者須留意。

可望發揮的功效
殺菌、消毒、止痛、治癒創傷、
抗發炎、促進細胞生長、形成疤痕

建議配方

緩解發炎症狀

配方1	永久花*（或茶樹）	1滴	使用方式▶冷敷（在冷水中滴入精油，弄濕毛巾後敷於患部／p.37）
	穗花薰衣草	1滴	

治療傷疤

配方2	德國洋甘菊*（或天竺葵）	1滴	使用方式▶淡疤乳霜（混合製作成乳霜，塗抹於患部／p.154）
	乳香	1滴	
	薰衣草	1滴	
	乳木果油	10g	
	植物油（聖約翰草浸泡油）	2.5ml	

掉髮、頭髮稀疏

請清潔頭皮，促進血液循環，並給予滋潤和營養。頭髮很容易受到壓力、免疫力等的影響，因此減輕壓力和增強免疫力也很重要。

推薦的精油

依蘭	p.122
快樂鼠尾草	p.72
絲柏	p.113
雪松	p.105
天竺葵	p.123
廣藿香	p.75
香橙	p.57
迷迭香	p.73
月桂	p.119

可望發揮的功效
皮膚再生、促進細胞生長、收斂、暖身、強化循環系統

建議配方

輕輕按摩頭皮

配方1	迷迭香	2滴
	雪松	1滴
	植物油（荷荷芭油）	10㎖

使用方式▶按摩（在植物油中混入精油，塗抹在頭皮上按摩／p.168）

每日頭皮保養

配方2	迷迭香	3滴
	依蘭	2滴
	雪松	1滴
	無水酒精	10㎖
	純露（迷迭香花水）	20㎖

使用方式▶養髮液（混合製作成養髮液，塗抹於頭皮／p.159）

香港腳

香港腳會在腳趾間或腳掌長出小水泡，或是有皮膚乾燥、脫屑的狀況。其成因是名為白癬菌的黴菌。請用肥皂洗去白癬菌，讓雙腳保持清潔。

推薦的精油

甜馬鬱蘭	p.67
穗花薰衣草	p.59
芳樟醇百里香	p.69
茶樹	p.87
芳樟葉	p.118
麥蘆卡	p.91
羅文莎葉	p.118
檸檬香茅	p.81
月桂	p.119

可望發揮的功效
抗真菌、殺菌、消毒

建議配方

以噴灑方式避免接觸患部

配方1	茶樹	3滴
	穗花薰衣草	3滴
	無水酒精	5㎖
	純露（茶樹花水）	45㎖

使用方式▶香港腳用化妝水（混合製作成化妝水，噴灑於患部／p.151）

保養龜裂的皮膚

配方2	穗花薰衣草	2滴
	茶樹	2滴
	麥蘆卡	2滴
	蜜蠟	5g
	植物油（依個人喜好）	20㎖

使用方式▶香港腳用乳膏（混合製作成乳膏，塗抹於患部／p.153）

怕冷

怕冷是一種血液循環不良的狀態，因為無法將身體所需的氧氣和養分送達，以致於容易出現各種不適症狀。請促進身體血液循環、多多運動，並重新審視自己的飲食習慣和生活型態。

推薦的精油

柳橙	p.48
小荳蔻	p.98
芫荽	p.96
絲柏	p.113
杜松漿果	p.112
薑	p.99
甜馬鬱蘭	p.67
黑胡椒	p.100
♛香橙	p.57
檸檬	p.55
迷迭香	p.73

可望發揮的功效
促進血液循環、暖身、恢復血色、刺激並強化循環系統

建議配方

由內而外溫暖身體，持續保溫

配方1	香橙	3滴	使用方式▶全身浴（混合製作成沐浴鹽，用來泡澡／p.156）
	杜松漿果	3滴	
	天然鹽	30g	
	植物油	2.5㎖	

促進循環並放鬆

配方2	柳橙	2滴	使用方式▶按摩（在植物油中混入精油，按摩全身／p.164）
	甜馬鬱蘭	1滴	
	薑	1滴	
	植物油（依個人喜好）	20㎖	

水腫、下肢靜脈瘤

雙腿是非常容易水腫的部位。下肢靜脈瘤是出現在腿上的靜脈曲張現象。請改善循環，避免體液滯留。靜脈瘤要往上輕柔地按摩。

推薦的精油

柳橙	p.48
葡萄柚	p.54
♛絲柏	p.113
雪松	p.105
杜松	p.112
天竺葵	p.123
廣藿香	p.75
萊姆	p.56
檸檬	p.55
迷迭香	p.73

可望發揮的功效
收斂、刺激並強化循環系統、抗發炎、疏通阻塞、刺激並強化淋巴系統

建議配方

促進循環及解毒

配方1	絲柏	1滴	使用方式▶熱敷（在熱水中滴入精油，弄濕毛巾後敷於患部／p.37）
	檸檬	1滴	

促進血液循環和淋巴流動，消除水腫

配方2	杜松	1滴	使用方式▶按摩（在植物油中混入精油，按摩腿部和腳尖／p.172）
	天竺葵	1滴	
	廣藿香	1滴	
	植物油（依個人喜好）	15㎖	

不同症狀的照護配方

呼吸系統領域

神經系統、精神領域

消化系統領域

皮膚領域

循環系統領域

肌肉、骨骼領域

泌尿系統、生殖系統領域

老年期領域

調節血壓
［低血壓］

血壓會在一整天之中產生變化。請適度攝取蛋白質和鹽分，並進行慢跑等適度的運動。精油則要選擇使用能夠使血壓上升的種類。

推薦的精油

西班牙鼠尾草	p.71
鼠尾草*	p.70
百里酚百里香	p.69
黑胡椒	p.100
♛ 迷迭香	p.73

＊鼠尾草的刺激性強，長期使用須特別留意。

可望發揮的功效
提高血壓、刺激循環系統

建議配方

喚醒上午的身體

配方1	百里酚百里香	2滴	使用方式▶芳香浴（精油水氧機／p.35）
	鼠尾草*	1滴	

刺激並活化身體

配方2	西班牙鼠尾草	1滴	使用方式▶足浴（混合製作成沐浴鹽，進行足浴／p.156）
	黑胡椒	1滴	
	迷迭香	1滴	
	天然鹽	15g	
	植物油（依個人喜好）	2.5㎖	

調節血壓
［高血壓］

消除緊張焦慮，讓心情放鬆非常重要。肥胖者應當減重。請使用具降血壓功效的精油，避免誤用會讓血壓上升的精油。

推薦的精油

依蘭	p.122
快樂鼠尾草	p.72
♛ 甜馬鬱蘭	p.67
橙花	p.51
苦橙葉	p.50
檸檬薄荷	p.63
香蜂草	p.65
薰衣草	p.58
山雞椒	p.120
檸檬	p.55

可望發揮的功效
鎮靜、降血壓

建議配方

釋放壓力

配方1	橙花	2滴	使用方式▶芳香浴（精油水氧機／p.35）
	甜馬鬱蘭	1滴	

讓身心休息，降低血壓

配方2	山雞椒	2滴	使用方式▶按摩（在植物油中混入精油，按摩全身／p.164）
	依蘭	1滴	
	薰衣草	1滴	
	植物油（依個人喜好）	20㎖	

肌肉疲勞、肩頸僵硬、腰痛

長時間維持相同動作或姿勢的緊繃狀態會使得肌肉疲勞，導致肩、頸、腰部的肌肉變硬並出現疼痛感。怕冷和壓力也有可能是這些症狀的成因。建議改善血液循環，消除緊繃。

推薦的精油

柳橙 ……………………… p.48
烏樟 ……………………… p.121
杜松 ……………………… p.112
♛ 甜馬鬱蘭 ……………… p.67
穗花薰衣草 ……………… p.59
黑胡椒 …………………… p.100
胡椒薄荷 ………………… p.61
檸檬尤加利 ……………… p.88
檸檬香茅 ………………… p.81
迷迭香 …………………… p.73

可望發揮的功效
止痛、抗痙攣、抗發炎、強化肌肉、
暖身、刺激並強化循環＆淋巴系統、
強化神經系統、鎮靜

建議配方

溫暖僵硬的肌肉

配方1		
杜松	3滴	
甜馬鬱蘭	3滴	**使用方式 ▶ 全身浴**（混合製作成沐浴鹽，用來泡澡／p.156）
天然鹽	30g	
植物油（依個人喜好）	2.5mℓ	

消除肌肉疲勞

配方2		
烏樟	2滴	
黑胡椒	1滴	**使用方式 ▶ 塗抹油**（在植物油中混入精油，塗抹於患部／p.38）
迷迭香	1滴	
植物油（山金車浸泡油*2）	20mℓ	

撞傷、皮下血腫

當強烈碰撞使血管破裂或斷裂就會產生皮下血腫（內出血），讓皮膚變成藍色或紫色，並伴隨疼痛感。撞傷後要先冷卻，若第4天開始疼痛、腫脹、發熱的狀況消失才可以熱敷。

推薦的精油

♛ 永久花*1 ………………… p.79
德國洋甘菊*1 …………… p.76
穗花薰衣草 ……………… p.59
黑胡椒 …………………… p.100
檸檬 ……………………… p.55
檸檬香茅 ………………… p.81
迷迭香 …………………… p.73
＊1 對菊科過敏者須留意。

可望發揮的功效
止痛、抗發炎、抑制血腫、抗凝血

建議配方

消除血腫、瘀青

配方1		
永久花*（或檸檬）	1滴	**使用方式 ▶ 熱敷**（在熱水中滴入精油，弄濕毛巾後敷於患部／p.37）
迷迭香	1滴	

緩解疼痛

配方2		
檸檬	2滴	
永久花*（或黑胡椒）	1滴	**使用方式 ▶ 塗抹油**（在植物油中混入精油，塗抹於患部／p.38）
穗花薰衣草	1滴	
植物油（山金車浸泡油*2）	10mℓ	

＊2 山金車浸泡油有可能會讓對菊科過敏者出現過敏反應，因此請改用其他植物油。

關節疼痛、腱鞘炎

關節疼痛是發生在關節周邊的疼痛，肩膀、膝蓋、手肘、手指和腳趾的關節及手腕等都有可能發病。此時必須緩解疼痛和發炎症狀，假如感到疼痛就要盡可能讓患部休息靜養。

推薦的精油

樟樹	p.116
杜松	p.112
銀冷杉	p.108
瑞士石松	p.106
歐洲赤松	p.106
扁柏	p.115
胡椒薄荷	p.61
桉油樟	p.117
👑 迷迭香	p.73

可望發揮的功效
止痛、抗發炎、抗痙攣

建議配方

保養疼痛的關節

配方1	迷迭香	2滴	
	胡椒薄荷	1滴	**使用方式▶身體乳膏**（混合製作成乳膏，塗抹於患部／p.153）
	蜜蠟	2.5g	
	植物油（依個人喜好）	10㎖	

集中照護患部

配方2	迷迭香	2滴	
	瑞士石松	1滴	**使用方式▶塗抹油**（在植物油中混入精油，塗抹於患部／p.38）
	杜松	1滴	
	植物油（山金車浸泡油*²）	10㎖	

類風溼性關節炎

類風溼性關節炎會造成僵硬、關節腫脹及疼痛。建議溫暖身體以消除關節和肌肉的僵硬，並減輕關節的負擔。按摩患部也有效果。

推薦的精油

樟樹	p.116
芫荽	p.96
👑 杜松	p.112
薑	p.99
甜馬鬱蘭	p.67
歐洲赤松	p.106
綠花白千層	p.90
黑胡椒	p.100
檸檬尤加利	p.88
迷迭香	p.73

可望發揮的功效
抗風溼病、止痛、抗發炎、抗痙攣、暖身、刺激並強化循環系統

建議配方

溫暖全身並解除僵硬

配方1	杜松	3滴	
	黑胡椒	3滴	**使用方式▶全身浴**（混合製作成沐浴鹽，用來泡澡／p.156）
	天然鹽	30g	
	植物油（山金車浸泡油*²）	2.5㎖	

促進血液循環並放鬆肌肉

配方2	甜馬鬱蘭	1滴	
	歐洲赤松	1滴	**使用方式▶塗抹油**（在植物油中混入精油，塗抹於患部／p.38）
	薑	1滴	
	植物油（山金車浸泡油*²）	10㎖	

呼吸系統領域

神經系統、精神領域

消化系統領域

皮膚領域

循環系統領域

肌肉、骨骼領域

泌尿系統、生殖系統領域

老年期領域

膀胱炎

膀胱炎是膀胱、尿道的發炎症狀，有約85％為腸道內的大腸桿菌所引起。平時請多多攝取水分、促進排尿，同時活化免疫系統。

推薦的精油

檀香 p.130
杜松枝葉 p.112
杜松漿果 p.112
茶樹 p.87
玫瑰草 p.82
♔ 香檸檬 p.53
薰衣草 p.58

可望發揮的功效
殺菌、抗菌、刺激並強化泌尿系統、
止痛、抗發炎、刺激免疫系統、利尿

建議配方

殺菌消毒和刺激免疫系統

配方1		
茶樹	3滴	
香檸檬	3滴	**使用方式▶全身浴**（混合製作成沐浴鹽，用來泡澡／p.156）
天然鹽	30g	
植物油（依個人喜好）	2.5㎖	

調節免疫及強化泌尿器官的功能

配方2		
檀香	1滴	
杜松漿果	1滴	**使用方式▶塗抹油**（在植物油中混入精油，塗抹於下腹部和腰部／p.38）
薰衣草	1滴	
植物油（依個人喜好）	5㎖	

頻尿

頻尿是膀胱過度敏感，肌肉收縮的狀態。膀胱內明明沒有囤積太多尿液，卻產生漏尿、頻尿的狀況。若為心因性頻尿，請避免累積壓力，並調節自律神經。

推薦的精油

羅馬洋甘菊* p.77
♔ 葡萄柚 p.54
絲柏 p.113
檀香 p.130
杜松漿果 p.112
甜馬鬱蘭 p.67
橙花 p.51
香檸檬 p.53
＊對菊科過敏者須留意。

可望發揮的功效
強化腎臟、刺激並強化泌尿系統、
調節自律神經、強化神經系統

建議配方

調節自律神經，強化腎臟

配方1		
葡萄柚	4滴	
甜馬鬱蘭	2滴	**使用方式▶全身浴**（混合製作成沐浴鹽，用來泡澡／p.156）
天然鹽	30g	
植物油	2.5㎖	

控制體液及放鬆身心

配方2		
絲柏	1滴	
甜馬鬱蘭	1滴	**使用方式▶塗抹油**（在植物油中混入精油，塗抹於腹部和背部／p.38）
香檸檬	1滴	
植物油（依個人喜好）	15㎖	

PMS
（經前症候群）

月經來潮前一星期左右開始產生精神與身體上的不適，有下腹部疼痛、煩躁、情緒不穩定、憂鬱、水腫等各種症狀。建議月經來潮的 2 星期前就要開始好好保養。

推薦的精油

依蘭	p.122
德國洋甘菊*	p.76
快樂鼠尾草	p.72
絲柏	p.113
杜松漿果	p.112
甜茴香	p.97
天竺葵（♔）	p.123
橙花	p.51
岩蘭草	p.83
香檸檬	p.53

＊對菊科過敏者須留意。

建議配方

溫暖並放鬆身心

配方1

天竺葵	1滴
香檸檬	1滴

使用方式 ▶ **熱敷**（在熱水中滴入精油，弄濕毛巾後敷於腹部／p.37）

改善循環，減輕煩躁

配方2

快樂鼠尾草	3滴
天竺葵	2滴
依蘭	1滴
天然鹽	30g
植物油（依個人喜好）	2.5mℓ

使用方式 ▶ **全身浴**（混合製作成沐浴鹽，用來泡澡／p.156）

可望發揮的功效
調節荷爾蒙、抗憂鬱、解除痙攣、止痛、鎮靜、強化神經系統、強化循環系統

經痛

經期時身體會分泌前列腺素，而前列腺素大量分泌會使得子宮強烈收縮，增強疼痛感。由於經痛也有可能是因為罹患子宮肌瘤等疾病，嚴重時請務必至婦產科就醫。

推薦的精油

依蘭	p.122
德國洋甘菊*1	p.76
快樂鼠尾草（♔）	p.72
絲柏	p.113
茉莉	p.126
杜松漿果	p.112
鼠尾草*2	p.70
天竺葵	p.123
香檸檬	p.53
迷迭香	p.73

＊1 對菊科過敏者須留意。
＊2 鼠尾草的刺激性強，長期使用須特別留意。

建議配方

緩解疼痛

配方1

德國洋甘菊*1（或絲柏）	1滴
快樂鼠尾草	1滴

使用方式 ▶ **熱敷**（在熱水中滴入精油，弄濕毛巾後敷於腹部和腰部／p.37）

舒緩疼痛，讓經血容易排出

配方2

絲柏	3滴
迷迭香	2滴
天竺葵	1滴
天然鹽	30g
植物油（依個人喜好）	2.5mℓ

使用方式 ▶ **全身浴**（混合製作成沐浴鹽，用來泡澡／p.156）

可望發揮的功效
解除痙攣、止痛、鎮靜、疏通阻塞、強化生殖系統、調節荷爾蒙

呼吸系統領域

神經系統、精神領域

消化系統領域

皮膚領域

循環系統領域

肌肉、骨骼領域

泌尿系統、生殖系統領域

老年期領域

更年期保養
［女性］

在平均停經年齡50歲的前後10年出現的身心不適稱為更年期障礙。其原因為女性荷爾蒙的分泌量低下所致。請試著讓容易低落的心情開朗起來。

推薦的精油

洋茴香籽	p.92
快樂鼠尾草	p.72
絲柏	p.113
茉莉	p.126
甜茴香	p.97
鼠尾草*	p.70
天竺葵	p.123
橙花	p.51
岩蘭草	p.83
玫瑰	p.124

＊鼠尾草的刺激性強，長期使用須特別留意。

可望發揮的功效
類雌激素、強化生殖系統、調節自律神經、鎮靜、提振情緒、抗憂鬱、催情

建議配方

緩解熱潮紅

配方1		
快樂鼠尾草	2滴	
絲柏	2滴	
無水酒精	5mℓ	
純露（胡椒薄荷花水）	15mℓ	

使用方式▶養髮液（混合製作成養髮液／p.159）

調節荷爾蒙平衡

配方2		
甜茴香	1滴	
玫瑰	2滴	
岩蘭草	1滴	
植物油（依個人喜好）	20mℓ	

使用方式▶按摩（在植物油中混入精油，按摩全身／p.164）

更年期保養
［男性］

更年期是指40歲後半～60多歲的年紀，不只是女性，男性也會出現身體狀況不佳、情緒不穩定等症狀。請調節荷爾蒙，並好好保養以調整容易紊亂的自律神經。

推薦的精油

依蘭	p.122
羅馬洋甘菊*	p.77
快樂鼠尾草	p.72
檀香	p.130
茉莉	p.126
天竺葵	p.123
橙花叔醇綠花白千層	p.90
橙花	p.51
苦橙葉	p.50
玫瑰	p.124

＊對菊科過敏者須留意。

可望發揮的功效
類荷爾蒙、強化生殖系統、調節荷爾蒙、調節自律神經、鎮靜、提振情緒、抗憂鬱、催情

建議配方

對抗失眠及放鬆

配方1		
橙花	2滴	
快樂鼠尾草	1滴	

使用方式▶芳香浴（精油水氧機／p.35）

刺激男性荷爾蒙

配方2		
橙花	2滴	
依蘭	1滴	
檀香	1滴	
植物油（依個人喜好）	20mℓ	

使用方式▶按摩（在植物油中混入精油，按摩全身／p.164）

懷孕、生產、產後的芳香療法

孕期、生產時、產後若要活用芳香療法進行保養，
須格外小心並具備相當的知識。目前採用芳香療法進行保養的助產所、婦產科，
以及學習如何照護孕產婦的專家愈來愈多，建議各位可以諮詢專業的意見。

呼吸系統領域

神經系統、精神領域

消化系統領域

皮膚領域

循環系統領域

肌肉、骨骼領域

泌尿系統、生殖系統領域

老年期領域

孕期的保養

懷孕期間使用精油是以芳香浴和嗅吸為主，若要接受芳療師的按摩，最好先向醫師或產科專家諮詢。自我按摩則須在合理範圍內進行。

✕ 孕期需要避免使用、不可使用的精油

- 洋茴香籽
- 小荳蔻
- 胡蘿蔔籽
- 快樂鼠尾草
- 丁香
- 肉桂
- 茉莉
- 小花茉莉
- 穗花薰衣草
- 西班牙鼠尾草
- 鼠尾草
- 綠花白千層
- 松樟酮牛膝草
- 羅漢柏
- 茴香
- 沒藥
- 尤加利
- 桉油樟
- 檸檬馬鞭草
- 玫瑰
- 迷迭香
- 月桂

懷孕初期（～15週）

懷孕初期除了精神狀況容易變得不穩定之外，像是以前很喜歡的香氣現在卻很討厭等等，對於氣味的喜好也會產生變化。請先在面紙上滴一滴嗅聞看看，確認自己能否接受。

推薦的精油
- 柳橙
- 檸檬
- 葡萄柚
- 胡椒薄荷
- 綠薄荷
  等等

※嗅吸胡椒薄荷、綠薄荷可以有效緩解害喜（想吐、火燒心、嘔吐感、倦怠、食慾不振）。

懷孕中期（16～27週）

隨著進入穩定期，體重會逐漸增加，因而開始出現雙腿水腫的現象。假使懷孕過程順利且獲得醫師許可，也可以進行芳療按摩。孕期因為受到荷爾蒙的影響而容易長斑。

推薦的精油
- 柳橙
- 檸檬
- 葡萄柚
- 橘子
- 香檸檬
  等等

※部分柑橘類精油具光毒性，使用時請小心。

懷孕後期（28週～分娩）

懷孕後期的體重會增加更多，因而容易對頸部、肩膀、腰部、雙腿造成負擔。也會出現便祕、腳抽筋、腰痛、妊娠紋、靜脈瘤等症狀。建議以側躺的姿勢抱著抱枕休息。

推薦的精油
- 柳橙
- 檸檬
- 葡萄柚
- 橘子
- 香檸檬
- 橙花
- 薰衣草
- 絲柏
- 羅馬洋甘菊
  等等

生產時的保養

分娩時也可以利用精油來緩解疼痛和不安的情緒。開始出現陣痛之後，可以在腰部和腹部塗抹按摩油或是嗅吸精油的香氣，為生產做準備。

推薦的精油
- 玫瑰
- 天竺葵
- 快樂鼠尾草
- 茉莉
- 小花茉莉
- 胡椒薄荷
- 薰衣草
- 橙花
- 羅馬洋甘菊
  等等

※快樂鼠尾草、茉莉、小花茉莉、玫瑰在孕期須避免使用，但是在生產時能夠帶來幫助。

產後的保養

有可能受到生產的疲勞、產婦焦慮等影響，而陷入「產後憂鬱」的狀態。造成產後憂鬱的原因包括荷爾蒙變化、育兒不安、睡眠不足等。這時會建議利用精油輕鬆地進行芳香浴。若要按摩，精油的稀釋濃度必須比平常來得低，並在哺乳前用熱毛巾仔細擦拭，以免精油成分殘留在乳房和胸部周圍。

推薦的精油
- 柳橙
- 檸檬
- 橘子
- 葡萄柚
- 香檸檬
  等等

※柑橘類可以透過芳香浴的方式和嬰兒一起使用。

預防失智症

嗅吸精油的香氣可以活化掌管記憶的海馬迴，提升認知功能。由於睡眠障礙和睡眠不足會提高失智症的發病風險，因此調整生活節奏也很重要。

推薦的精油

柳橙	p.48
羅馬洋甘菊*	p.77
穗花薰衣草	p.59
西班牙鼠尾草	p.71
胡椒薄荷	p.61
香檸檬	p.53
薰衣草	p.58
檸檬	p.55
迷迭香	p.73

＊對菊科過敏者須留意。

可望發揮的功效
刺激並強化神經系統、頭腦清晰

建議配方

恢復活力

配方1	檸檬	1滴
	迷迭香	1滴

使用方式▶芳香浴（精油水氧機／p.35）

幫助入睡和放鬆

配方2	柳橙	3滴
	薰衣草	2滴
	羅馬洋甘菊*（或香檸檬）	1滴
	天然鹽	30g
	植物油（依個人喜好）	2.5mℓ

使用方式▶全身浴（混合製作成沐浴鹽，用來泡澡／p.156）

老人味

利用香氣的力量，抑制40歲之後開始散發出的老人味。可望發揮利用其他香氣包覆抑制的遮蓋效果，以及利用其他香氣包覆老人味加以調和的中和效果。

推薦的精油

小荳蔻	p.98
快樂鼠尾草	p.72
葡萄柚	p.54
香茅	p.80
野薄荷	p.64
扁柏	p.115
苦橙葉	p.50
香檸檬	p.53
山雞椒	p.120

可望發揮的功效
除臭、抗菌

建議配方

清洗身體的同時消除體味

配方1	葡萄柚	1滴
	苦橙葉	1滴
	無香料沐浴乳	10mℓ

使用方式▶沐浴乳（混合製作成沐浴乳／p.158）

在意氣味時使用

配方2	苦橙葉	3滴
	香檸檬	2滴
	小荳蔻	1滴
	無水酒精	10mℓ
	純水	2.5mℓ

使用方式▶香水（混合製成古龍水噴霧／p.155）

緩和照護

芳香療法特別有助於緩解內心的不安和緊張，讓人可以放心安穩地入睡。臨終期建議可以借助精油的力量，讓病人的心情平穩下來。

推薦的精油

柳橙	p.48
檀香	p.130
雪松	p.105
甜馬鬱蘭	p.67
橙花	p.51
玫瑰草	p.82
香檸檬	p.53
安息香	p.131
薰衣草	p.58
玫瑰	p.124

可望發揮的功效
止痛、鎮靜、抗憂鬱、
強化神經系統

建議配方

配方1 解除緊張

雪松	1滴
薰衣草	1滴

使用方式▶ 芳香浴（精油水氧機／ p.35）

配方2 幫助放鬆和入睡

橙花	1滴
安息香	1滴
薰衣草	1滴
植物油（依個人喜好）	15mℓ

使用方式▶ 塗抹油（在植物油中混入精油，塗抹於頸部和手上／ p.38）

照顧者的照護

接受照顧者的狀態以及自己與那個人的關係，會為照顧者帶來各式各樣的煩惱。建議不妨利用芳香療法解除緊張，讓自己可以安穩入睡。

推薦的精油

甜馬鬱蘭	p.67
羅勒	p.66
乳香	p.103
薰衣草	p.58
月桂	p.119

可望發揮的功效
鎮靜、抗憂鬱、強化神經系統、
抗不安

建議配方

配方1 舒緩精神疲勞

月桂	1滴
薰衣草	1滴

使用方式▶ 芳香浴（精油水氧機／ p.35）

配方2 療癒身心的疲勞

甜馬鬱蘭	1滴
乳香	1滴
羅勒	1滴
植物油（依個人喜好）	15mℓ

使用方式▶ 塗抹油（在植物油中混入精油，塗抹於心窩／ p.38）

生活中的芳香療法

抱著輕鬆的心情，將芳香療法融入日常生活的各個場景中。

 日間香氛 [早晨和白天]

Good morning

1 最適合剛睡醒的香氣

起床之後如果沒有神清氣爽的感覺，就讓房間變得香噴噴的。檸檬的清爽和香草的清新香氣，能讓人一早就感到全身舒暢。

配方	材料（30㎖）	
	檸檬	6滴
	馬鞭草酮迷迭香	2滴
	綠薄荷	2滴
	無水酒精	10㎖
	純水	20㎖

使用方式▶芳香浴（混合製成室內噴霧／p.162）

Concentration

2 提升專注力＆記憶力！

想要專心工作或讀書時，可以噴灑在桌子周圍。萊姆和迷迭香的香氣能提振精神，提升專注力。

配方	材料（30㎖）	
	萊姆	6滴
	樟腦迷迭香	4滴
	無水酒精	10㎖
	純水	20㎖

使用方式▶芳香浴（混合製成室內噴霧／p.162）

Welcome

3 迎接客人的迎賓香氛

這款香氣能讓氣味不佳的空間變得清新。有客人來訪時只要噴一下，玄關立刻就會香氣四溢。柑橘的強烈香氣和具除臭效果的胡椒薄荷，能夠瞬間打造出舒適宜人的空間。

配方	材料（30㎖）	
	葡萄柚	10滴
	胡椒薄荷	5滴
	香茅	5滴
	無水酒精	10㎖
	純水	20㎖

使用方式▶芳香浴（混合製成室內噴霧／p.162）

Motivate

4 營造積極正面的氛圍以提升動力

利用會讓人變得開朗有活力的精油香氣，讓房間充滿積極正向的氛圍。柳橙和橘子能使心情開朗活潑，天竺葵也能夠振奮精神。

配方	材料	
	柳橙	3滴
	橘子	2滴
	天竺葵	1滴

使用方式▶芳香浴（精油水氧機／p.35）

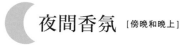

夜間香氛 [傍晚和晚上]

\ Good evening /

① 傍晚時用來轉換心情的香氛

可以從白天充滿活動力的狀態，緩緩地切換成沉穩的情緒模式。香檸檬的香氣能夠幫助心情放鬆下來。

材料（30㎖）

配方		
香檸檬	5滴	
天竺葵	3滴	
雪松	2滴	**使用方式▶芳香浴**（混合
無水酒精	10㎖	製成室內噴霧／p.162）
純水	20㎖	

\ Relax /

② 幫助關機的放鬆香氛

這款香氛能讓人下班或下課返家後徹底關機。甜馬鬱蘭的香氣可以幫助切換成關機的放鬆模式。只要搭配柳橙就不會過於放鬆，並且帶有恰到好處的香甜氣味。

材料

配方		
柳橙	3滴	**使用方式▶芳香浴**（精油
甜馬鬱蘭	2滴	水氧機／p.35）

\ Bath time /

③ 沐浴時光的簡單香氛

利用精油讓沐浴時光香氣四溢。葡萄柚和杜松漿果的香氣最適合用來幫身心排毒。

材料

配方		
葡萄柚	2滴	**使用方式▶精油浴**（盡量把熱水澆淋在浴室角落的
杜松漿果	1滴	地板上，然後直接在那裡滴上精油／p.36）

\ Sleep /

④ 幫助熟睡的助眠香氛

噴灑在臥室、枕頭或床單上，使其沾染上香味。這3種精油都有助於安穩入睡。

材料（30㎖）

配方		
薰衣草	5滴	
橙花	3滴	
檀香（或雪松）	2滴	**使用方式▶芳香浴**（混合
無水酒精	10㎖	製成室內噴霧／p.162）
純水	20㎖	

假日香氛 [假日]

Happy holiday

1 適用於假日早晨

可讓人帶著幸福感度過假日的香氣。只要噴灑在房間裡，就能令心情愉悅起來。香氣是由帶來正面心態的柑橘香氣，以及具提振情緒效果的天竺葵混合而成。

材料（30㎖）

配方		
柳橙	5滴	
天竺葵	3滴	
苦橙葉	2滴	
無水酒精	10㎖	
純水	20㎖	

使用方式▶芳香浴（混合製成室內噴霧／p.162）

Relax

2 森林浴香氛

用水氧機擴散樹木的香氣，在房間裡輕鬆體驗森林浴。3種木頭香氣讓人瞬間宛如置身森林，獲得全然的放鬆。

材料

配方		
絲柏	3滴	
松樹	2滴	
雪松	1滴	

使用方式▶芳香浴（精油水氧機／p.35）

Good driving

3 專心開車！也能有效防止暈車

搭乘汽車等交通工具時噴灑於車內，可有助於專心開車並預防暈車。清爽的香草和葡萄柚香氣，讓人一路都能保持好心情。

材料（30㎖）

配方		
葡萄柚	5滴	
樟腦迷迭香	3滴	
胡椒薄荷	2滴	
無水酒精	10㎖	
純水	20㎖	

使用方式▶芳香浴（混合製成室內噴霧／p.162）

Good journey

4 讓旅行的心情更愉快

只要滴在化妝棉或面紙上，旅館的房間就會飄散淡淡的芳香。想要保持愉悅的心情或在旅館準備就寢時，都很適合使用。

材料

配方		
萊姆	1滴	
橘子	1滴	

使用方式▶芳香浴（滴在化妝棉、面紙上／p.34）

季節香氛 ［季節］

\ Spring /

1 營造春天氣圍

宛若新生嫩葉和櫻花的香氣。用水氧機使其擴散，享受香氣。苦橙葉讓人想到嫩葉，零陵香豆則讓人想到櫻花。

材料

配方	苦橙葉	2滴
	零陵香豆	1滴

使用方式▶芳香浴（精油水氧機／p.35）

\ Summer /

2 炎熱盛夏時適用

非常適合在炎熱夏天有客人來訪時使用，或是作為預防中暑的對策。讓冰涼毛巾沾上清爽的薄荷氣味進行冷敷。胡椒薄荷能瞬間使體感溫度下降，帶來清涼感。

材料

配方	胡椒薄荷	1滴

使用方式▶冷敷（在冷水中滴入精油，弄濕毛巾後敷於頸部／p.37）

\ Fall /

3 開始感覺到秋意時

用水氧機擴散充滿秋意的桂花香氣。當秋意漸起、天氣略帶涼意時，香甜的氣味會讓人感覺非常舒服。藉由桂花的香氣和廣藿香的香甜，充分感受秋天的氣息。

材料

配方	桂花	1滴
	廣藿香	1滴

使用方式▶芳香浴（精油水氧機／p.35）

\ Winter /

4 聖誕節的香氣

讓充滿耶誕氣氛的柳橙和肉桂香氣瀰漫整個室內空間，溫暖你我的身心。

材料

配方	柳橙	3滴
	肉桂葉	1滴

使用方式▶芳香浴（精油水氧機／p.35）

享受芳香療法所需的
植物油與其他基材
精油要以容易溶解融合的植物油或其他基材稀釋再使用。
以下整理了芳香療法中，方便活用的植物油及容易取得的基材。

植物油	植物油是壓榨種子或果實後取得的油脂。 因為營養價值高，也常被用來製成化妝品，護膚效果很值得期待。 請事先瞭解每種植物油的特性，配合目的選擇使用。

Jojoba
◎ 荷荷芭油

不易變質，能溫和保護肌膚

荷荷芭油其實不是油脂，而是一種液態的植物蠟，因此正確來說並非植物油。主要成分為約占人類皮脂25％的酯蠟，適用於每種膚質為其特徵。不易氧化，能保護肌膚不受紫外線傷害。

學名：	*Simmondsia chinensis*
科名：	油蠟樹科
萃取部位：	種子
萃取方式：	壓榨法
產地：	美國（亞利桑那州）、墨西哥、以色列
使用注意事項：	10℃以下會凝固（品質無虞）

Sweet Almond
◎ 甜杏仁油

適合保養乾燥肌膚和用於按摩

從杏仁果仁中萃取出來，容易滲透皮膚，自古便為人所利用，能夠促進形成皮脂膜。含有油酸及維他命A、E，質地滑順，使用觸感佳，常被用來保養乾燥肌膚和按摩。

學名：	*Prunus amygdalus var. dulcis*
科名：	薔薇科
萃取部位：	種子（果仁）
萃取方式：	壓榨法
產地：	美國、法國、西班牙
使用注意事項：	・氧化速度偏快 ・對堅果過敏者須留意

Apricot Kernel
◎ 杏桃核仁油

可舒緩泛紅肌膚

萃取自杏桃核仁，容易滲透皮膚，任何膚質皆可使用。最適合作為敏感肌和乾燥肌的臉部保養品，以及用來舒緩發炎的肌膚。具有容易和花朵類精油調和的特徵。

學名：	*Prunus armeniaca*
科名：	薔薇科
萃取部位：	種子（核仁）
萃取方式：	壓榨法
產地：	南非、土耳其、西班牙
使用注意事項：	安全性高

Macadamia Nut
◎ 夏威夷堅果油

可促使肌膚軟化

富含人類皮脂中也有的棕櫚油酸，穩定性很高。可軟化肌膚，讓肌膚光滑平整。皮脂量少的乾燥肌膚和老化肌膚適用。

學名：	*Macadamia ternifolia*
科名：	山龍眼科
萃取部位：	種子
萃取方式：	壓榨法
產地：	美國、澳洲
使用注意事項：	對堅果過敏者須留意

Argan

◎ 摩洛哥堅果油

豐富的維他命 E 可使皮膚再生

萃取自僅生長於北非摩洛哥西南部的沙漠地帶的植物。富含維他命 E，營養價值很高，推薦作為抗老化保養品，用來改善老化肌膚和皺紋。

學名：*Argania spinosa*
科名：山欖科
萃取部位：種子（果仁）
萃取方式：壓榨法
產地：摩洛哥
使用注意事項：安全性高

Grape Seed

◎ 葡萄籽油

低過敏且質地輕盈

由於對皮膚的刺激性低，不易造成過敏，連敏感肌膚也能使用。質地清爽且輕盈。具有潔膚效果，可用來清潔肌膚汙垢，保養油性肌膚和青春痘。

學名：*Vitis vinifera*
科名：葡萄科
萃取部位：種子
萃取方式：壓榨法
產地：義大利、法國、西班牙
使用注意事項：氧化速度偏快

Rosehip

◎ 玫瑰果油

可治療燒燙傷和傷疤

具有活化皮膚的功效，美容效果極佳，可望改善斑點、皺紋等等。由於有很好的皮膚再生作用，也能有效消除燒燙傷疤痕和傷疤。

學名：*Rosa rubiginosa*
科名：薔薇科
萃取部位：種子
萃取方式：壓榨法
產地：智利、秘魯、美國
使用注意事項：‧非常容易氧化，須冷藏保存 　　　　　　‧和荷荷芭油（p.212）調和能使穩定性增加

Evening Primrose

◎ 月見草油

可舒緩神經性皮膚炎及濕疹

具有促使皮膚細胞再生，緩解濕疹、皮膚炎等症狀的功效。另外，也能使肌膚的防禦功能恢復正常，治療過敏性肌膚。

學名：*Oenothera biennis*
科名：柳葉菜科
萃取部位：種子
萃取方式：壓榨法
產地：美國、南美、地中海沿岸
使用注意事項：‧非常容易氧化，須冷藏保存 　　　　　　‧和荷荷芭油（p.212）調和使穩定性增加

Arnica

◎ 山金車浸泡油

常用於治療撞傷和肌肉疲勞

將山金車花浸泡在向日葵油中得到的油。由於可促進血液循環，舒緩疼痛和發炎症狀，因此對於撞傷和扭傷、肌肉疲勞、風溼病、關節炎等均有效。

學名：*Arnica montana*
科名：菊科
萃取部位：花
萃取方式：浸泡法
產地：法國、歐洲
使用注意事項：‧請勿使用於受傷的肌膚 　　　　　　‧對菊科過敏者須留意

St. John's Wort

◎ 聖約翰草浸泡油

用於治療傷口、關節疼痛、神經痛

將聖約翰草的花和葉浸泡在橄欖油中得到的油。具止痛、鎮靜效果，可以舒緩發炎症狀。是療癒效果很強的浸泡油。

學名：*Hypericum perforatum*
科名：金絲桃科
萃取部位：花、葉
萃取方式：浸泡法
產地：德國、法國
使用注意事項：具光敏性，塗抹後請勿照射陽光

其他基材

除了植物油之外，還有用來幫助與水融合的水性物質，以及方便製成乳霜、面膜、入浴劑的各種基材。請配合用途選擇使用。

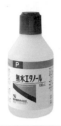

● 無水酒精

幫助精油與水融合。

主要用法
化妝水、噴霧類

保存方法
避免陽光直射和遠離火源，並放在孩童拿不到的地方保存。由於揮發性高，使用後務必要關緊瓶蓋

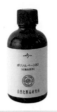

● 液體乳化劑

讓水和植物油乳化的親油性乳化劑。主要使用於需要沖洗的化妝品。

主要用法
卸妝油等

保存方法
避免高溫、陽光直射，置於陰涼處保存

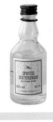

● 蒸餾酒
（伏特加「波蘭生命之水」）

只要使用酒精濃度40度以上的蒸餾酒即可取代無水酒精。本書主要是使用96度的波蘭生命之水。

主要用法
漱口水等

保存方法
避免高溫、陽光直射，置於陰涼處保存

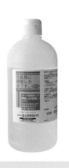

● 純水

利用蒸餾或過濾等，去除原水中雜質的水。可用來製作化妝水、噴霧等。

主要用法
化妝水、香水、室內噴霧等

保存方法
置於陰涼處保存。開封後須冷藏並盡快使用完畢

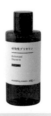

● 植物性甘油

從名為甘油的油脂中得到，無色透明的濃稠液體。一般作為保濕成分，運用在化妝水中。

主要用法
化妝水等

保存方法
避免陽光直射，置於陰涼處保存

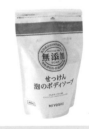

● 無香料沐浴乳

以肥皂為基底的無添加、無香料液體皂，非常適合運用在芳香療法上。

主要用法
沐浴乳等

保存方法
請遵照包裝說明

◎ 天然鹽

意指海鹽和岩鹽。顆粒大的鹽巴可製作成沐浴鹽，顆粒較小的鹽巴則可作為身體磨砂膏的材料。

主要用法
沐浴鹽、身體磨砂膏等

保存方法
避免濕氣，
保存於密閉容器中

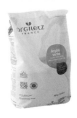

◎ 黏土（綠色黏土）

粉狀的天然黏土。能夠吸附汙垢，常作為面膜等的材料。

主要用法
臉部泥膜等

保存方法
避免濕氣，保存於密閉容器或玻璃容器中

◎ 小蘇打（碳酸氫鈉）

弱鹼性。有醫療用、食品用、工業用等不同等級，芳香療法要選擇食品級小蘇打。

主要用法
清潔劑、除臭劑等

保存方法
避免陽光直射、濕氣，
保存於密閉容器中

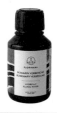

◎ 純露（花水）

以水蒸氣蒸餾法（p.26）萃取精油時一起得到的液體。內含水溶性芳香分子，香氣濃郁為其特徵。市面上可取得玫瑰、橙花、茶樹等許多不同種類的純露。除了作為基材，也能單獨使用，亦適用於照護嬰幼兒（p.29）。又被稱為花水。

主要用法
化妝水、噴霧類等

保存方法
冷藏保存。
開封後須在1個月內使用完畢

◎ 乳木果油

從乳木果樹的果實採得的奶油狀油脂。常溫下為固體，一旦接觸到皮膚就會被體溫融化，具保濕效果。

主要用法
身體乳霜、臉部乳霜等

保存方法
避免陽光直射

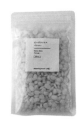

◎ 蜜蠟

蜜蜂築巢時所分泌出來的動物蠟。有抗菌、保濕的效果。

主要用法
臉部乳膏、身體乳膏等

保存方法
可長期保存，
會在65℃左右融化

乳木果油和蜜蠟的使用注意事項

乳木果油和蜜蠟一旦融化後，只要冷卻凝固就會很難去除，因此要在冷卻之前用紙擦拭乾淨。使用的容器要先用較熱的水清洗，再用酒精擦拭。另外，乳木果油和蜜蠟有可能會堵塞排水管，請避免將其倒入排水管中。

享受芳香療法之前
須知的法律

芳香療法因為會製作或使用會對肌膚、身體產生作用的物質，
所以在某些情況下可能會牴觸法律。以下介紹相關法規。

美妝品、按摩油等使用精油製作的手工用品，基本上是在責任自負的範圍內製作、享受。假使要贈送給家人或朋友，只要有說明使用的材料和使用方法，且雙方互相理解並達成共識，就不會受到法律的規範。但是只要沒有取得「化妝品製造業」的許可，無論是在店鋪、網路商店、市集等任何地方，法律都明令禁止從事「販售」行為（醫藥品醫療機器等法第13條）。

不過，即使是餽贈品也必須格外小心。倘若使用後出現問題，即便是使用者不小心所造成，餽贈方仍有可能必須負起損害賠償（民法709條）或過失傷害（刑法209條）等民事、刑事責任。

醫藥品醫療機器等法（藥機法）

前身為「藥事法」，於2014年進行更名。此乃為了保障醫藥品、醫藥部外品、化妝品、醫療機器及再生醫療等的製品品質、有效性、安全性，針對製造和販售規範所制定的法律。

其中關於芳香療法希望各位知道的是，手工製品即便在各都道府縣有取得化妝品製造業的許可，進行販售時依舊不得宣稱精油的效果、功效。對他人進行精油按摩、芳香浴時也是如此。這是因為精油並非醫藥品、醫藥部外品、化妝品，一般都被歸類為「雜貨」。

醫師法

針對醫療執照、醫療業務等所制定的法律，禁止醫師以外的人進行診察和治療的行為。換句話說，使用芳香療法的手法，對家人、朋友等他人的身心狀態或症狀進行判斷，然後擅自診斷病名或從事治療行為是不被允許的。另外，由於精油並非醫藥品，法律也禁止像藥物一樣開立處方。

按針灸法

「按針灸法」是「按摩推拿指壓師與針師、灸師等相關法律」的簡稱。明文禁止未持有執照者從事按摩、推拿、指壓、針、灸等類似醫療行為。

至於芳香療法中的按摩施術，和上述的按摩、推拿、指壓在法律上並無明確之區別。只不過，既然芳療按摩是以放鬆、提振精神為目的的按摩行為，即便沒有執照也應可視為不具違法性。這一點是基於昭和35年（1960年），日本最高法院做出的「沒有危害人體健康之虞的業務行為並非類似醫療行為」之判例。

＊以上為日本法規，台灣有關精油芳療的相關法令，讀者可至衛生福利部食品藥物管理署的網站查詢。

精油的危險性
及注意事項

為避免產生讓人不樂見的反應，以及發生孩童經口攝取（飲用）、誤飲的意外，
請各位最好也要瞭解精油的危險性。

◎ 經口毒性

經口毒性是因吞食攝取而產生的毒性。飲用或是誤飲精油會刺激消化道黏膜，對肝臟、腎臟造成傷害，危險性相當高。尤其孩童誤飲精油的例子並不少見，請務必多加留意。誤飲時切勿設法吐出，必須立刻至醫療機構就醫。

◎ 神經毒性

成分中含有神經毒性（酮類的側柏酮、樟腦）的精油可能會誘發痙攣，因此必須避免長期使用。至於癲癇患者則不可使用。

> **成分中含有神經毒性的精油**
> • 樟樹
> • 穗花薰衣草
> • 西班牙鼠尾草
> • 鼠尾草
> • 牛膝草（CT 松樟酮）
> • 西洋蓍草
> • 迷迭香

◎ 致癌性

精油中含有的成分像是黃樟素、甲基醚蔞葉酚有可能會致癌。

> **含有黃樟素的精油**
> • 檫木　　• 黃樟
> • 紅樟

> **含有甲基醚蔞葉酚的精油**
> • 洋茴香籽　• 龍蒿　　• 羅勒
> • 茴香　　　• 羅文莎葉

> **含有甲基丁香油酚的精油**
> • 羅勒　• 玫瑰　• 月桂

◎ 對皮膚造成的不良反應

光毒性

只要照射到紫外線，就會出現發炎症狀的毒性稱為光毒性。具光毒性的精油務必要稀釋使用，在皮膚上塗抹超過下方稀釋濃度的精油後 12 小時，請勿讓肌膚直接照射陽光和使用日曬機。

具輕微光毒性的精油（血橙、香橙）也最好將濃度稀釋到 1 ～ 2% 以下。

精油	稀釋濃度
香檸檬（壓榨法）	0.4% 以下
萊姆（壓榨法）	0.7% 以下
歐白芷根	0.8% 以下
苦橙（壓榨法）	1.25% 以下
檸檬（壓榨法）	2% 以下
葡萄柚（壓榨法）	4% 以下

※ IFRA（國際日用香精香料協會）的建議濃度。

皮膚刺激性與皮膚致敏性（過敏反應）

所謂皮膚刺激性是指使用一次，皮膚就出現充血、浮腫、皮膚損傷等症狀，至於症狀的嚴重程度則因刺激物質的濃度而異。若是敏感肌膚，通常會對不被視為刺激物質的成分產生很大的反應。同時精神壓力也會使這份感受性變得強烈，導致引發急性的刺激性皮膚炎。

皮膚致敏性是人體對物質產生的免疫反應，以過敏性皮膚炎的形式呈現出來。即便是平常使用上沒有問題的精油，長期使用仍有可能會使過敏機率提高。

> **刺激性和致敏性高的成分**
> 酚類（丁香油酚、百里酚）
> 醛類（肉桂醛）
> 容易氧化的單萜類和醛類

217

精油的化學成分及其特徵

精油可依據其中所含的化學成分的構造，分成幾個類別。
只要瞭解該類別的特徵，便能更加深入、淺顯易懂地理解精油的功效及特徵。

分類	類別名	代表性成分
萜烯類	單萜烯類	α-蒎烯、β-蒎烯、莰烯、γ-萜品烯、d-檸檬烯、β-月桂烯、檜烯
	倍半萜烯類	母菊天藍烴、檀香烯、β-石竹烯、β-水芹烯、β-雪松烯
醇類	單萜醇類	芳樟醇、香葉醇、香茅醇、萜品烯-4-醇、橙花醇、薄荷醇
	倍半萜醇類	雪松醇、橙花叔醇、金合歡醇、檀香醇、廣藿香醇
	雙萜醇類	香紫蘇醇
酮類		樟腦、香芹酮、小茴香酮、α-側柏酮、薄荷酮、諾卡酮
醛類		香茅醛、香葉醛、橙花醛、肉桂醛、茴香醛
酚類		丁香油酚、香芹酚、百里酚
酚醚類		反式洋茴香腦、甲基丁香油酚、甲基醚蔞葉酚
酯類		乙酸芳樟酯、乙酸香葉酯、乙酸龍腦酯、乙酸橙花酯、歐白芷酸異丁酯
氧化物類		1.8桉油醇
內酯類、香豆素類		香柑內酯、香豆素

類別的特徵	含有該成分的代表性精油	
幾乎所有精油皆含有的成分。具疏通阻塞、止痛、抗病毒、抗菌等效果。揮發性高，容易氧化。一旦氧化就會對皮膚造成刺激。	●柳橙 ●樟腦 ●杜松	●黑胡椒 ●檸檬
主要功效為抑制發炎、疏通阻塞、抗過敏。	●依蘭 ●德國洋甘菊 ●檀香	●雪松 ●松樹 ●西洋蓍草
具有抗菌、抗真菌、抗病毒、調節免疫的效果。另外香氣十分宜人。	●香茅 ●甜馬鬱蘭 ●天竺葵	●苦橙葉 ●胡椒薄荷 ●薰衣草
具有強化免疫系統、類荷爾蒙的功效，能夠疏通靜脈、淋巴系統的阻塞。	●絲柏 ●檀香 ●橙花	●廣藿香 ●羅漢柏
據說擁有類似雌激素的功用，會對荷爾蒙造成影響，但是目前並未有明確的根據。分子很重，從經過蒸餾的精油中幾乎檢測不到。	●快樂鼠尾草 （含有微量香紫蘇醇）	
可提升肝臟功能，溶解黏液。富含具神經毒性的樟腦、α-側柏酮的精油有可能會引發癲癇，使用上須特別留意。	●葡萄柚 ●綠薄荷 ●鼠尾草	●茴香 ●胡椒薄荷 ●迷迭香
具有鎮靜神經系統、驅蟲等功效。另外多半會刺激皮膚，因此須使用低濃度。容易氧化。	●洋茴香籽 ●香茅 ●肉桂皮	●香蜂草 ●山雞椒 ●檸檬香茅
殺菌力強，具抗病毒、消毒效果，會刺激免疫。有可能會刺激皮膚，對肝臟造成負擔。	●丁香 ●肉桂	●百里酚百里香
反式洋茴香腦具有很強的鎮靜、類雌激素作用。有可能致癌（甲基丁香油酚、甲基醚蔞葉酚）。	●洋茴香籽 ●茴香	●羅勒 ●玫瑰
具出色的鎮靜和解除痙攣的效果，另外還能降血壓。多半帶有宜人的水果香氣，毒性也很少。乙酸檜酯和水楊酸甲酯則帶有毒性。	●依蘭 ●羅馬洋甘菊 ●快樂鼠尾草	●橙花 ●香檸檬 ●薰衣草
具有很強的去痰效果，會刺激呼吸系統。可強化免疫。	●穗花薰衣草 ●尤加利 ●桉油醇迷迭香	
由於分子量大，多半存在於以壓榨法取得的精油中，而不是以水蒸氣蒸餾法取得的精油中。香柑內酯具光毒性。香豆素若是經口攝取則有肝毒性。主要具有鎮靜效果。	●歐白芷根 ●零陵香豆 ●香檸檬	

精油功效的用語解說

PART 2的精油檔案中已經整理出各精油所具備的各種功效。
以下會進一步解說表示該功效的詞彙含意及作用。

功效	含意
恢復血色	增加血液量，溫暖身體局部
疏通阻塞	促進停滯的體液（血液、淋巴液等）循環
類雌激素	發揮類似女性荷爾蒙「雌激素」的作用
暖身	促進血液循環，溫暖身體
醒腦	讓神經興奮，意識清醒
緩瀉	促進排便
肝細胞再生	讓肝細胞再生
強肝	提升肝功能
強心	刺激心臟，提升運作效能
強化	提升身心各項功能和運作效能
去痰	讓痰容易被吐出來，促進排出體外
驅蟲	驅除寄生蟲，排出體外
驅風	排出堆積在腸道內的氣體
降血壓	使血壓下降
提高血壓	使血壓上升
擴張血管	使血管壁擴張
促進血液循環	改善血液的流動
抑制血腫	抑制內出血的血液凝固
解熱	降低偏高的體溫
健胃	提升胃部功能
抗過敏	舒緩過敏症狀
抗病毒	抑制病毒繁殖
抗憂鬱	舒緩沮喪憂鬱的情緒，使心情開朗
抗發炎	緩解發炎症狀
抗黏膜炎	抑制體內黏液產生
抗感染	預防感染
抗寄生蟲	阻止並抑制寄生蟲生長繁殖
抗凝血	抑制血液凝固
抗菌	抑制細菌繁殖
抗痙攣	抑制骨骼肌痙攣
抗脂漏	抑制皮脂分泌過剩

功效	含意
抗真菌	抑制真菌增生
抗神經痛	抑制神經痛
抗氣喘	抑制氣喘
抗發汗	抑制流汗
抗組織胺	抑制造成過敏症狀和發炎的「組織胺」分泌
抗不安	緩解不安
提振情緒	讓心情變開朗
抗風溼病	舒緩風溼病的症狀
類可體松	類似皮質類固醇的作用
驅除昆蟲	讓蚊子、蟎蟲、蝨子等昆蟲不敢靠近
催情	提高性慾
催乳	增加母乳分泌量
促進細胞生長	促使皮膚細胞生長
催眠	帶來睡意
殺菌	殺死細菌
殺蟲	殺死蟲子
刺激	刺激身體各項機能
刺激活化	帶來刺激，使其活化
止血	停止流血
收斂	緊實皮膚等組織
促進循環	促進體液循環
淨化	讓身體（主要是血液）、精神、心靈、情感、能量變乾淨
促進消化	促進腸胃功能和消化液的分泌，幫助消化
淨血	讓血液變乾淨
除臭	消除氣味
消毒	抑制病原微生物
形成上皮組織	使上皮組織在傷口等體表的開口上增生，治癒創傷
增進食慾	提高食慾
調節食慾	將食慾調節至平衡狀態
調節自律神經	讓自律神經保持平衡
強化腎臟	強化腎功能

功效	含意
頭腦清晰	使大腦運作活躍，思路清晰
治癒創傷	促進傷口修復
欣快感	帶來幸福的感受，提升幸福感
促進膽汁分泌	增加肝臟的膽汁分泌量，促進排出膽汁
抑制中樞神經	抑制中樞神經運作
止咳	抑制咳嗽
解除痙攣	抑制內臟器官壁的肌肉痙攣
鎮靜	幫助神經系統鎮靜，減緩緊張，使身心恢復平穩
止痛	緩解疼痛
調節經期	調整月經週期，發揮催經效果
溶解黏液	溶解黏液，促進排出
發汗	排出汗水
形成疤痕	幫助形成疤痕組織
調節皮脂平衡	使皮脂分泌量恢復平衡
皮膚再生	促進皮膚再生
活化皮膚組織	使皮膚細胞和組織活化
軟化皮膚	使皮膚變柔軟
保護皮膚	保護皮膚不受放射線傷害
副交感神經居上位	讓副交感神經處於優勢
促進分娩	促進分娩，幫助順產
防蟎	防止蟎蟲產生
防蟲	防止寄生蟲和害蟲出現
調節荷爾蒙	調整荷爾蒙使其保持平衡
類荷爾蒙	類似人體荷爾蒙的作用
麻醉	舒緩局部疼痛
利尿	促進排尿
冷卻	降溫，帶來清涼感

● 參考文獻

《ジャン・バルネ博士の植物＝芳香療法》
Jean Valnet 著　高山林太郎 譯　FRAGRANCE JOURNAL 社

《アロマセラピー完全ガイド上下巻》
Salvatore Battaglia 著　溝口恭子 譯　Perfect Potion Japan 株式會社

《植物の癒力―ドイツアロマテラピーの標準教科書》
Eliane Zimmermann 著　手塚千史、高橋紀子 譯　Wiese

《天の香り―アロマテラピー―》
Susanne Fischer-Rizzi 著　手塚千史 譯　あむすく

《精油のヒーリング・インテリジェンス〈植物はなぜ人を癒すのか〉》
Kurt Schnaubelt 著　バーグ文子 譯　FRAGRANCE JOURNAL 社

《アロマテラピー精油事典》
バーグ文子 著　成美堂出版

《アロマティック・アルケミー―Aromatic Alchemy―エッセンシャルオイルのブレンド教本》
バーグ文子 著　FRAGRANCE JOURNAL 社

《手作りの自然香水ハンドブック―アロマテラピーで香りを楽しむ》
Fred Wollner 著　林真一郎 監修、畑澤裕子 譯　東京堂出版

《調香師が語る香料植物の図鑑》
Freddy Ghozland、Xavier Fernandez 著　前田久仁子 譯　原書房

《カラーグラフで読む精油の機能と効用―エッセンシャルオイルの作用と安全性を図解―》
三上杏平 著　FRAGRANCE JOURNAL 社

《精油の安全性ガイド 第2版》
Robert Tisserand、Rodney Young 著　池田朗子、八木知美 譯　FRAGRANCE JOURNAL 社

《トートラ人体解剖生理学 原書10版》
Gerard J. Totora、Bryan Derrickson 著　丸善出版

國際自然保護聯盟紅皮書
https://www.iucnredlist.org

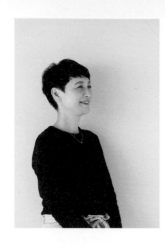

石田淳子 ISHIDA JUNKO

芳療師。大學畢業後任職於服飾公司，2005年起以芳療師身分展開活動。先是在日本都內的芳療沙龍工作，後來至都內各飯店為顧客提供按摩服務。於PRIMAVERA ORGANIC SPA TOKYO擔任芳療經理10年，同時也在Neal's Yard的全方位學校擔任講師超過15年。2022年開設私人沙龍「isensy®spa」，提供芳療按摩與私人課程的服務。

isensy®spa ▶ https://www.isensy-spa.com/

〈證照〉AEAJ認證芳療師
　　　　英國IFA認證芳療師
　　　　英國IFA認證校長級導師
　　　　美國加州EMBA認證
　　　　依莎蘭按摩治療師

日文版工作人員

設計　若山美樹、佐藤尚美（L'espace）
插畫　わたなべみきこ、大内郁美
攝影　下村しのぶ
造型　石井あすか
校對　堀江圭子
執筆協力　秋山香織
構成、編輯　平山祐子
企劃、編輯　川上裕子（成美堂出版編輯部）

植萃芳療研究室
87款精油詳解×7大按摩技法×57種對症配方，強化身心自癒力

2024年8月1日初版第一刷發行

作　　　者　石田淳子
譯　　　者　曹茹蘋
主　　　編　陳正芳
美術編輯　許麗文
發 行 人　若森稔雄
發 行 所　台灣東販股份有限公司
　　　　　　＜地址＞台北市南京東路4段130號2F-1
　　　　　　＜電話＞(02)2577-8878
　　　　　　＜傳真＞(02)2577-8896
　　　　　　＜網址＞https://www.tohan.com.tw
郵撥帳號　1405049-4
法律顧問　蕭雄淋律師
總 經 銷　聯合發行股份有限公司
　　　　　　＜電話＞(02)2917-8022

AROMATHERAPY TAIZEN
© JUNKO ISHIDA 2023
Originally published in Japan in 2023 by
SEIBIDO SHUPPAN CO., LTD.
Chinese translation rights arranged through
TOHAN CORPORATION, TOKYO.

國家圖書館出版品預行編目資料

植萃芳療研究室：87款精油詳解×7大按摩技法×57種對症配方，強化身心自癒力 / 石田淳子著；曹茹蘋譯. -- 初版. -- 臺北市：臺灣東販股份有限公司, 2024.08
224面；14.8×21公分
譯自：アロマテラピー大全：87種の精油プロフィール付き
ISBN 978-626-379-492-4（平裝）

1.CST: 芳香療法 2.CST: 香精油

418.995　　　　　　　　　　113009099